Basische Ernährung für Anfänger

Erleben Sie die Welt der gesunden Küche und entdecken, wie alltagstauglich und schmackhaft einfache basenbildende Rezepte sein können

Eldric Simon

1 BONUS

AUF DER RÜCKSEITE DES BUCHES FINDEN SIE DEN QR-CODE, UM IHREN BONUS ZU ERHALTEN

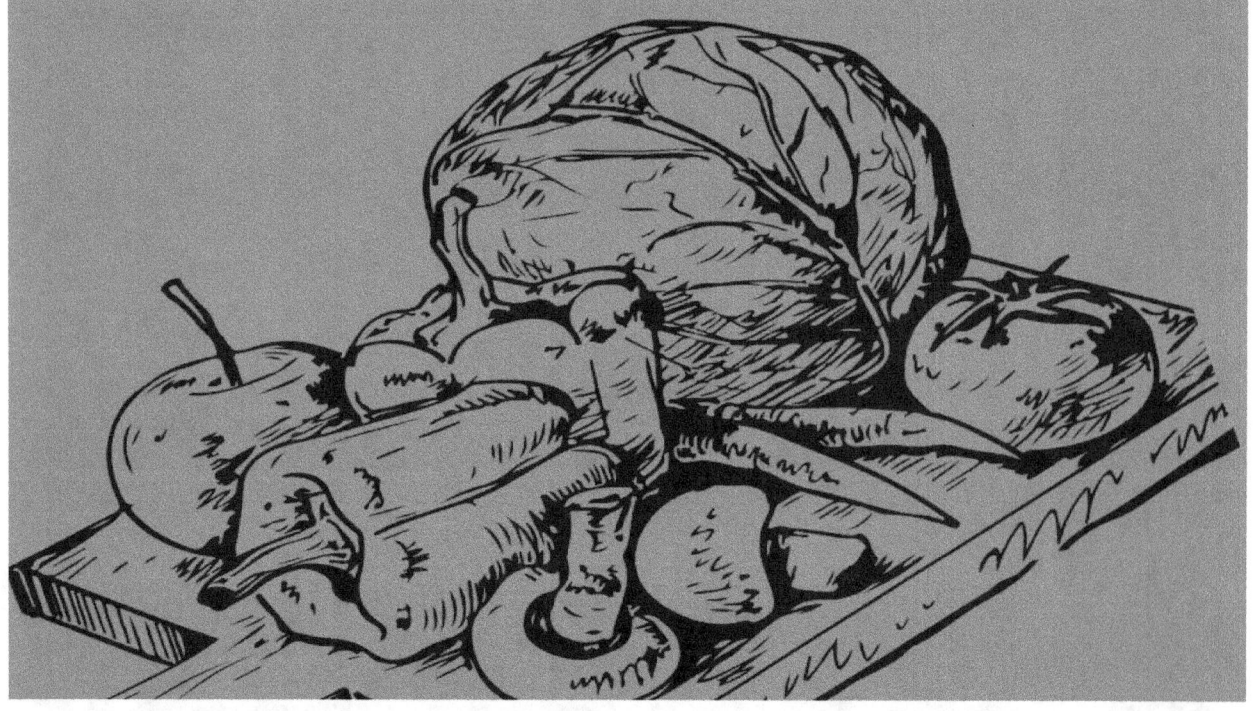

© Copyright 2024 by **Eldric Simon** - Alle Rechte vorbehalten.

Dieses Dokument ist darauf ausgerichtet, genaue und verlässliche Informationen zu dem behandelten Thema und Sachverhalt zu liefern.

- Aus einer Grundsatzerklärung, die zu gleichen Teilen von einem Komitee der American Bar Association und einem Komitee von Verlegern und Verbänden angenommen und genehmigt wurde.

Die Reproduktion, Vervielfältigung oder Weitergabe dieses Dokuments in elektronischer oder gedruckter Form ist in keiner Weise zulässig. Alle Rechte vorbehalten.

Die hier zur Verfügung gestellten Informationen sind wahrheitsgemäß und konsistent, so dass jede Haftung, im Sinne von Unachtsamkeit oder anderweitig, durch die Nutzung oder den Missbrauch von Richtlinien, Prozessen oder Anweisungen, die in diesem Dokument enthalten sind, in der alleinigen und vollständigen Verantwortung des Empfängers und Lesers liegt. Unter keinen Umständen kann der Herausgeber für Wiedergutmachung, Schäden oder finanzielle Verluste, die direkt oder indirekt auf die hierin enthaltenen Informationen zurückzuführen sind, haftbar oder verantwortlich gemacht werden.

Alle Urheberrechte, die nicht im Besitz des Herausgebers sind, liegen bei den jeweiligen Autoren.

Die hierin enthaltenen Informationen werden ausschließlich zu Informationszwecken angeboten und sind als solche allgemein gültig. Die Präsentation der Informationen ist ohne Vertrag oder irgendeine Art von Garantiezusage.

Die verwendeten Warenzeichen werden ohne Zustimmung verwendet, und die Veröffentlichung des Warenzeichens erfolgt ohne Erlaubnis oder Rückendeckung des Markeninhabers. Alle Warenzeichen und Marken in diesem Buch dienen nur der Verdeutlichung und gehören den Eigentümern selbst, die nicht mit diesem Dokument verbunden sind.

Inhaltsverzeichnis

Einführung.. 7
   Die Bedeutung des pH-Gleichgewichts für das körperliche Wohlbefinden....................... 8
   Basische Ernährung und ihre Grundprinzipien.. 10

Kapitel 1: Was ist Basische Ernährung?..13
   Definition der basischen Ernährung.. 15
   Die Wissenschaft vom Säure-Basen-Haushalt im Körper.. 17

Kapitel 2: Vorteile der Basischen Ernährung.. 19
   Verbesserung der allgemeinen Gesundheit und Vorbeugung von Krankheiten............. 20
   Spezifische Vorteile: erhöhte Energie, verbesserte Verdauung, nachhaltige Gewichtsabnahme............. 22

Kapitel 3: Erste Schritte zur Basischen Ernährung.. 25
   Wie man anfängt: Umstellung der bisherigen Ernährung auf eine basische Ernährung....... 26
   Wichtige Lebensmittel, die Sie einbeziehen sollten und solche, die Sie meiden sollten..........28

Kapitel 4: Frühstück.. 30
   Basische Rezepte, um mit Energie und Vitalität in den Tag zu starten............................31
      1. Grünkohl-Smoothie mit Apfel und Ingwer...31
      2. Quinoa-Porridge mit Beeren und Mandelmilch.. 32
      3. Avocado-Toast auf basischem Brot..32
      4. Süßkartoffel-Rösti mit Avocado-Creme...33
      5. Zucchini-Pfannkuchen mit Ahornsirup...34
      6. Buchweizen-Granola mit Kokosjoghurt.. 34
      7. Spinat und Pilz Omelett (vegan).. 35
      8. Bananen-Walnuss-Pancakes...35
      9. Chia-Pudding mit Mango und Kokos.. 36
      10. Alkalischer Power-Grüntee-Smoothie... 36
      11. Hirsebrei mit Zimt und Apfel..37
      12. Geröstete Süßkartoffel mit Avocado-Salsa..38
      13. Kokosnuss-Wasser Smoothie mit Beeren und Spinat... 38
      14. Rohkost-Birchermüsli mit Nüssen...39
      15. Haferflocken mit Mandelmilch und Beeren..39
      16. Gemüse-Scramble mit Tofu.. 40
      17. Frühstücks-Quinoa mit Nüssen und Trockenfrüchten....................................... 40
      18. Frische Papaya-Boot mit Limettenjoghurt...41
      19. Mandel-Butter-Toast mit Bananenscheiben... 42
      20. Grüne Detox-Suppe zum Frühstück.. 42
      21. Kichererbsen-Pfannkuchen mit Tomaten-Avocado-Salsa..................................43
      22. Rote Bete und Karotten-Smoothie...43
      23. Proteinreicher Linsen-Aufstrich auf Vollkorntoast..44
      24. Avocado-Kiwi-Smoothiebowl... 44
      25. Wassermelonen-Frühstückssalat mit Minze und Limette................................. 45

Kapitel 5: Mittagessen.. 46
   Rezepte für basische Mittagessen, die satt machen und nähren......................................47

26. Quinoa-Salat mit Avocado und schwarzen Bohnen..................47
27. Alkalischer Buddha-Bowl mit Süßkartoffel und Quinoa..................47
28. Gerösteter Gemüsewrap mit Hummus..................48
29. Zucchininudeln mit Pesto und Cherrytomaten..................48
30. Linsensuppe mit Kurkuma und Ingwer..................49
31. Buchweizen-Risotto mit Pilzen..................50
32. Spinat-Falafel mit Tahini-Dressing..................51
33. Geröstete Kichererbsen-Salat mit Avocado-Dressing..................51
34. Veganes Sushi mit Quinoa und Gemüse..................52
35. Rote Linsen-Dal mit Basmatireis..................53
36. Gefüllte Paprika mit Quinoa und Gemüse..................53
37. Brokkoli-Suppe mit Cashewcreme..................54
38. Süßkartoffel-Boote mit grünem Salat..................55
39. Avocado-Kichererbsen-Salat mit Zitronendressing..................55
40. Grünkohlsalat mit gerösteten Mandeln und Quinoa..................56
41. Vegane Minestrone mit Quinoa..................56
42. Gurken-Nudelsalat mit Erdnuss-Dressing..................57
43. Spinat-Quiche (vegan)..................58
44. Kürbis-Suppe mit Kokosmilch..................58
45. Gemüse-Curry mit Basmatireis..................59
46. Bunter Gemüsesalat mit Quinoaprotein..................60
47. Zucchini-Lasagne mit Cashew-Ricotta..................60
48. Gemüse-Paella mit Safran und Artischocken..................61
49. Kichererbsen-Curry mit Spinat..................61
50. Auberginen-Röllchen mit Cashew-Füllung..................62

Kapitel 6: Abendessen..................63
Ideen für leckere und einfache basische Abendessen..................64
51. Gefüllte Süßkartoffeln mit Linsen und Grünkohl..................64
52. Spaghetti aus Zucchini mit Tomaten-Basilikum-Sauce..................64
53. Geröstetes Gemüse mit Quinoa und Tahini-Dressing..................65
54. Veganer Shepherd's Pie mit Linsen..................66
55. Auberginen-Pilz-Bolognese mit Vollkornpasta..................66
56. Cremige Kokos-Linsen mit Blumenkohlreis..................67
57. Gerösteter Blumenkohl mit Zitronen-Kapern-Sauce..................68
58. Pilzrisotto mit Gerste und Spinat..................68
59. Süßkartoffel- und Kichererbsen-Eintopf..................69
60. Vegane Paella mit Meeresgemüse..................69
61. Grünkohl-Pilz-Stroganoff..................70
62. Ratatouille mit Hirse..................71
63. Schwarze Bohnen-Burger mit Avocado-Creme..................71
64. Kürbis-Gnocchi mit Salbeibutter..................72
65. Vegane Lasagne mit Zucchini und Tofu-Ricotta..................73
66. Marokkanischer Gemüsetajine mit Quinoa..................73

67. Gemüse-Tempura mit Dipp-Sauce...74
68. Pilz- und Spinat-Quiche (vegan)..74
69. Geröstete Kichererbsen mit Gemüse-Couscous..75
70. Auberginen-Türmchen mit Tomatensauce..76
71. Italienischer Gemüseauflauf mit Polenta...76
72. Vegane Fajitas mit Guacamole..77
73. Kürbis-Spinat-Curry mit Kokosmilch...77
74. Gebackene Tofu-Sticks mit Gemüse-Nudeln...78
75. Rote-Bete-Carpaccio mit Rucola und Nüssen..79

Kapitel 7: Zwischenmahlzeiten und Desserts...79
Basische Snacks und Desserts, die den süßen Zahn stillen... 80
76. Geröstete Kürbiskerne mit Meersalz...80
77. Avocado-Schokoladen-Mousse..81
78. Energiebällchen mit Datteln und Nüssen..82
79. Mandel-Joghurt mit frischen Beeren...82
80. Fruchtleder aus Mango und Himbeere...83
81. Rohkost-Karottenkuchen mit Cashew-Frosting..83
82. Geröstete Edamame mit Meersalz...84
83. Grüne Smoothie-Bowls..85
84. Kokoswasser-Eis am Stiel mit Beeren..85
85. Cashew-Creme mit Vanille und Beeren...86
86. Bananenbrot mit Walnüssen (basisch)..87
87. Apfel-Zimt-Chips...87
88. Rohkost-Schokoladentrüffel..88
89. Zitronen-Kokos-Energiekugeln...88
90. Gesunde Avocado-Brownies..89
91. Birnen- und Feigensalat mit Cashew-Creme...90
92. Frisch gepresster Alkalischer Gemüsesaft...90
93. Gemüsesticks mit Guacamole..91
94. Wassermelonen-Feta-Salat mit Minze...91
95. Kirschtomaten gefüllt mit Cashew-Pesto..92
96. Fruchtspieße mit dunkler Schokolade und Meersalz..92
97. Rohkost-Riegel mit Superfoods...93
98. Kokos-Bananen-Creme..94
99. Avocado-Kakao-Smoothie..94
100. Granatapfel-Spritzer mit Limette..95
101. Geröstete Süßkartoffel-Scheiben mit Guacamole...95
102. Vegane Matcha-Latte...96
103. Mandelbutter-Beeren-Smoothie..96
104. Kürbis-Kekse mit Ahornsirup..97
105. Rohvegane Erdbeer-Cheesecake-Bites..97

Kapitel 8: 30-Tage-Basischer Mahlzeitplan und Einkaufsliste..98
30-Tage-Basischer Mahlzeitplan..99

    Einkaufsliste... 104
Kapitel 9: Airfryer & Thermomix – Umrechnungen & Anpassungen................................... **106**
    Warum dieses Kapitel?..106
    Allgemeine Umrechnungen – Airfryer... 106
    Richtwerte Airfryer (pro 200–250 g Rohware)..107
    Allgemeine Umrechnungen – Thermomix (TM5/TM6).. 107
    Hinweis zur Anwendung im Buch... 108
Schlussfolgerung..**109**
    Zusammenfassung der wichtigsten Konzepte.. 109
    Aufruf zum Handeln: Machen Sie heute den ersten Schritt....................................111
    Suchen Sie Unterstützung. Eine Veränderung der Lebensweise ist eine Herausforderung, die leichter zu bewältigen ist, wenn wir Unterstützung haben. Teilen Sie Ihre Ziele und Erfahrungen mit Familie, Freunden oder einer Community, die ähnliche Werte teilt. Zusammenhalt und gegenseitige Unterstützung können den Unterschied ausmachen.. 112

Einführung

Willkommen auf einer Reise, die Ihre Sicht auf Ernährung und Gesundheit transformieren könnte. In einer Zeit, in der das Bewusstsein für das eigene Wohlbefinden zunehmend in den Mittelpunkt rückt, bietet die basische Ernährung einen wegweisenden Ansatz, der weit über die traditionellen Diät-Trends hinausgeht. Es handelt sich um eine Philosophie, die nicht nur auf das Was der Ernährung abzielt, sondern auch auf das Wie und Warum. Durch das Verständnis der Rolle, die das pH-Gleichgewicht für unsere Gesundheit spielt, und die Umarmung der Grundprinzipien einer basischen Ernährung, eröffnen wir uns die Möglichkeit, unser körperliches und seelisches Wohlbefinden grundlegend zu verbessern. Diese Einleitung lädt Sie ein, den ersten Schritt auf dem Weg zu einer tieferen Harmonie zwischen Ihrem Körper und der Nahrung, die Sie ihm zuführen, zu machen.

Die Bedeutung des pH-Gleichgewichts für das körperliche Wohlbefinden

In der heutigen Zeit, geprägt von rasanten Lebensstilen und einer Flut von Informationen über Gesundheit und Ernährung, scheint ein einfaches Konzept oft in den Hintergrund zu treten: das pH-Gleichgewicht unseres Körpers und seine tiefgreifende Bedeutung für unser Wohlbefinden. Die Vorstellung, dass die Balance zwischen Säuren und Basen in unserem Körper einen so starken Einfluss auf unsere Gesundheit haben könnte, mag für einige wie ein Echo aus einer längst vergangenen Ära der Medizin klingen. Doch die Realität ist, dass dieses Gleichgewicht eine der Säulen unserer körperlichen und seelischen Gesundheit darstellt.

Stellen Sie sich den menschlichen Körper als ein hochkomplexes Ökosystem vor, ein Wunderwerk der Natur, das in seiner Balance so präzise ist wie die Umlaufbahnen der Planeten im Sonnensystem. In diesem Ökosystem spielt der pH-Wert, ein Maß für die Säure- oder Basenwerte einer Lösung, eine Rolle, die ebenso entscheidend ist wie die Schwerkraft im Weltraum. Ein leicht alkalischer pH-Wert im Blut – zwischen 7,35 und 7,45 – ist für den menschlichen Körper optimal. Doch die Herausforderungen des modernen Lebens, darunter Stress, Umweltverschmutzung und vor allem unsere Ernährungsgewohnheiten, können dieses empfindliche Gleichgewicht stören.

Die westliche Diät, reich an verarbeiteten Lebensmitteln, Fleisch, Zucker und Koffein, tendiert dazu, unseren Körper in einen Zustand der leichten Azidose zu versetzen. Obwohl der Körper bemerkenswert anpassungsfähig ist und sich bemüht, den pH-Wert durch verschiedene Mechanismen zu regulieren, kann eine andauernde Säurebelastung die Gesundheit auf vielfältige Weise beeinträchtigen. Es ist, als würde man versuchen, ein Schiff auf Kurs zu halten, während ständig kleine Gewichte auf eine Seite geworfen werden. Über Zeit kann diese Last zu einer Vielzahl von Beschwerden führen, von Müdigkeit und Energiemangel über Verdauungsprobleme bis hin zu ernsteren Erkrankungen.

Doch wie genau beeinflusst dieser Zustand der leichten Azidose unseren Körper? Stellen Sie sich vor, Sie leben in einer Stadt, in der die Luftverschmutzung über die Jahre langsam zunimmt. Anfangs bemerken Sie vielleicht keine direkten Auswirkungen, aber mit der Zeit könnten Sie beginnen, Symptome wie Atembeschwerden oder eine verringerte körperliche Leistungsfähigkeit zu erleben. Ähnlich verhält es sich mit der Azidose: Die anfänglichen Auswirkungen können subtil sein, doch auf lange Sicht kann eine Überlastung mit sauren Stoffwechselprodukten den Körper belasten, seine Reparatur- und Regenerationsfähigkeit beeinträchtigen und zu einem Nährboden für Gesundheitsprobleme werden.

Ein Schlüssel zum Verständnis der Bedeutung des pH-Gleichgewichts liegt in der Erkenntnis, dass unser Körper bestrebt ist, dieses Gleichgewicht um jeden Preis aufrechtzuerhalten. Wenn die Ernährung zu sauer ist, greift der Körper auf Mineralien wie Calcium, Magnesium und Kalium zurück, die in unseren Knochen und Organen gespeichert sind, um den Überschuss an Säure zu neutralisieren. Dies kann auf lange Sicht zu einem Mangel an diesen essentiellen Mineralien führen, was wiederum die Tür für eine Vielzahl von gesundheitlichen Problemen öffnet.

Die gute Nachricht ist, dass wir durch bewusste Ernährungsentscheidungen viel dazu beitragen können, das pH-Gleichgewicht zu fördern und damit unsere Gesundheit zu stärken. Eine basenreiche Ernährung, reich an Obst, Gemüse und unverarbeiteten Lebensmitteln, kann helfen, die Säurebelastung zu reduzieren und den Körper in seinem Bestreben zu unterstützen, ein optimales Gleichgewicht zu bewahren. Es ist, als würde man dem Kapitän des Schiffes helfen, die Gewichte gleichmäßig zu verteilen, damit die Fahrt so reibungslos wie möglich verläuft.

Doch es geht nicht nur darum, was wir essen, sondern auch darum, wie wir leben. Stressmanagement, ausreichend Bewegung und die Reduzierung von Schadstoffen in unserer Umgebung können ebenfalls dazu beitragen, das pH-Gleichgewicht zu unterstützen. In diesem Sinne ist die Förderung des pH-Gleichgewichts nicht nur eine Frage der Ernährung, sondern ein ganzheitlicher Ansatz für ein gesünderes Leben.

Abschließend lässt sich sagen, dass die Bedeutung des pH-Gleichgewichts für das körperliche Wohlbefinden nicht unterschätzt werden darf. Es ist ein grundlegendes Prinzip, das die Basis unserer Gesundheit bildet, vergleichbar mit den Fundamenten eines Hauses. Ein starkes, stabiles Fundament ermöglicht es, ein robustes und widerstandsfähiges Gebäude zu errichten. Genauso ermöglicht ein ausgewogenes pH-Gleichgewicht unserem Körper, seine volle Leistungsfähigkeit zu entfalten und uns ein Leben lang zu tragen. Durch bewusste Entscheidungen in unserer Ernährung und unserem Lebensstil können wir dieses kostbare Gleichgewicht pflegen und so zu unserem eigenen Wohlbefinden und einer besseren Lebensqualität beitragen.

Basische Ernährung und ihre Grundprinzipien

In einer Welt, die von Schnelllebigkeit und ständiger Verfügbarkeit geprägt ist, entsteht ein zunehmendes Bewusstsein für die Bedeutung bewusster Ernährung. Die basische Ernährung, ein Konzept, das in den Wirren des modernen Lebens wie ein ruhiger Hafen erscheint, bietet einen Gegenpol zu den unausgewogenen Ernährungsgewohnheiten, die in unserer Gesellschaft vorherrschen. Doch was genau verbirgt sich hinter diesem Ernährungsansatz, der nicht nur eine Diät, sondern vielmehr eine Philosophie für ein gesundes Leben darstellt?

Die basische Ernährung fußt auf dem Grundsatz, den Körper mit Lebensmitteln zu nähren, die dazu beitragen, das natürliche pH-Gleichgewicht zu fördern. Im Zentrum dieses Ernährungsstils stehen Lebensmittel, die nach ihrer Verdauung einen basischen Überschuss hinterlassen – eine Art melodisches Echo im Körper, das Harmonie und Gleichgewicht fördert. Dieser Ansatz ist keine Modeerscheinung, sondern ein Rückgriff auf die elementarsten Prinzipien der Naturheilkunde und eine Hommage an die intuitiven Ernährungsgewohnheiten unserer Vorfahren.

Ein tiefgreifendes Verständnis für die basische Ernährung beginnt mit der Anerkennung, dass unser Körper mehr ist als nur eine Maschine; er ist ein komplexes System, das in ständiger Interaktion mit seiner Umgebung steht. Jede Mahlzeit, jedes Lebensmittel, das wir zu uns nehmen, ist ein Signal an unseren Körper, ein Baustein, der entweder zur Förderung unserer Gesundheit beiträgt oder uns weiter von unserem natürlichen Zustand des Wohlbefindens entfernt. Die Grundprinzipien der basischen Ernährung sind daher nicht nur Richtlinien für die Auswahl von Lebensmitteln, sondern vielmehr Leitsterne auf dem Weg zu einem ganzheitlichen Verständnis von Gesundheit und Ernährung.

Das erste Prinzip der basischen Ernährung ist die Fokussierung auf pflanzliche Lebensmittel. Gemüse, Obst, Nüsse und Samen sind die Eckpfeiler dieser Ernährungsform. Sie sind reich an essentiellen Nährstoffen, Antioxidantien und Phytochemikalien, die den Körper in seiner natürlichen Funktion unterstützen und fördern. Durch den hohen Gehalt an basischen Mineralien wie Kalium, Calcium und Magnesium tragen diese Lebensmittel dazu bei, das Säure-Basen-Gleichgewicht im Körper zu optimieren.

Ein zweites zentrales Element ist die Reduzierung von säurebildenden Lebensmitteln wie Fleisch, Fisch, Milchprodukten und verarbeiteten Getreideprodukten. Diese Lebensmittel können, in Übermaß konsumiert, das feine Gleichgewicht unseres Körpers stören und zu einer Vielzahl von gesundheitlichen Beschwerden führen. Die basische Ernährung ermutigt dazu, diese Lebensmittel mit Bedacht und in Maßen zu genießen, um den Körper nicht unnötig zu belasten.

Wasser, das Elixier des Lebens, spielt eine weitere entscheidende Rolle in der basischen Ernährung. Eine ausreichende Hydratation unterstützt den Körper bei der Entgiftung und ermöglicht es ihm, Nährstoffe effizienter zu transportieren und zu nutzen. Alkalisiertes oder ionisiertes Wasser kann hier eine zusätzliche Unterstützung bieten, doch bereits das bewusste Trinken von klarem, reinem Wasser ist ein fundamentaler Schritt hin zu besserer Gesundheit.

Ein viertes Prinzip betrifft die Art und Weise, wie wir essen. Die basische Ernährung legt Wert auf Achtsamkeit und Dankbarkeit für die Nahrung, die wir zu uns nehmen. Es geht nicht nur darum, was wir essen, sondern auch wie wir essen. Langsames, bewusstes Essen und die Wertschätzung jedes Bissens können die Verdauung verbessern und die Aufnahme von Nährstoffen optimieren.

Schließlich betont die basische Ernährung die Bedeutung von emotionaler und seelischer Gesundheit als Teil eines ganzheitlichen Ansatzes zur Ernährung. Stress und negative Emotionen können sich ebenso auf unseren körperlichen Zustand auswirken wie die Lebensmittel, die wir essen. Techniken zur Stressreduktion und ein positiver Lebensansatz sind daher integraler Bestandteil dieser Ernährungsphilosophie.

Die basische Ernährung ist somit weit mehr als eine Ansammlung von Ernährungsrichtlinien; sie ist eine Einladung, unseren Körper und seine Bedürfnisse neu zu entdecken und zu respektieren. Es ist ein Weg, der uns nicht nur zu besserer körperlicher Gesundheit führt, sondern auch zu einer tieferen Verbindung mit der Welt um uns herum und mit uns selbst. Indem wir die Prinzipien der basischen Ernährung in unser Leben integrieren, öffnen wir die Tür zu einem ganzheitlichen Wohlbefinden, das Körper, Geist und Seele umfasst.

Die Erkundung der basischen Ernährung und ihrer Grundprinzipien führt uns zu einem tieferen Verständnis dafür, wie unsere Ernährungsgewohnheiten unser körperliches Wohlbefinden beeinflussen. Durch die Annahme einer Ernährungsweise, die das natürliche pH-Gleichgewicht des Körpers unterstützt, eröffnen wir uns den Weg zu einem Leben voller Vitalität und Gesundheit. Die Einladung zu einer basischen Ernährung ist mehr als nur eine Aufforderung, bestimmte Lebensmittel zu essen oder zu meiden; es ist ein Aufruf zu einem achtsamen, harmonischen Lebensstil, der den Körper ehrt und pflegt. Mit jedem Schritt, den wir auf diesem Weg nehmen, nähern wir uns nicht nur einer optimalen Gesundheit, sondern auch einem tieferen Sinn für das Gleichgewicht und das Wohlbefinden in unserem Leben.

Kapitel 1: Was ist Basische Ernährung?

Die Reise zur Entdeckung der basischen Ernährung ist mehr als nur ein Pfad zu besserer Gesundheit; sie ist eine Einladung, die tiefen Verbindungen zwischen unserem Körper, unserer Nahrung und dem natürlichen Gleichgewicht, das unser Wohlbefinden bestimmt, neu zu bewerten. Die Erkundung dieses faszinierenden Themas eröffnet ein Universum des Verständnisses darüber, wie die feinen Abstimmungen unserer Ernährung tiefgreifende Auswirkungen auf unsere körperliche Verfassung haben können. Es ist eine Reise, die sowohl alte Weisheiten als auch moderne wissenschaftliche Erkenntnisse umfasst, um eine ganzheitliche Perspektive auf das zu bieten, was es bedeutet, sich wirklich nahrhaft zu ernähren.

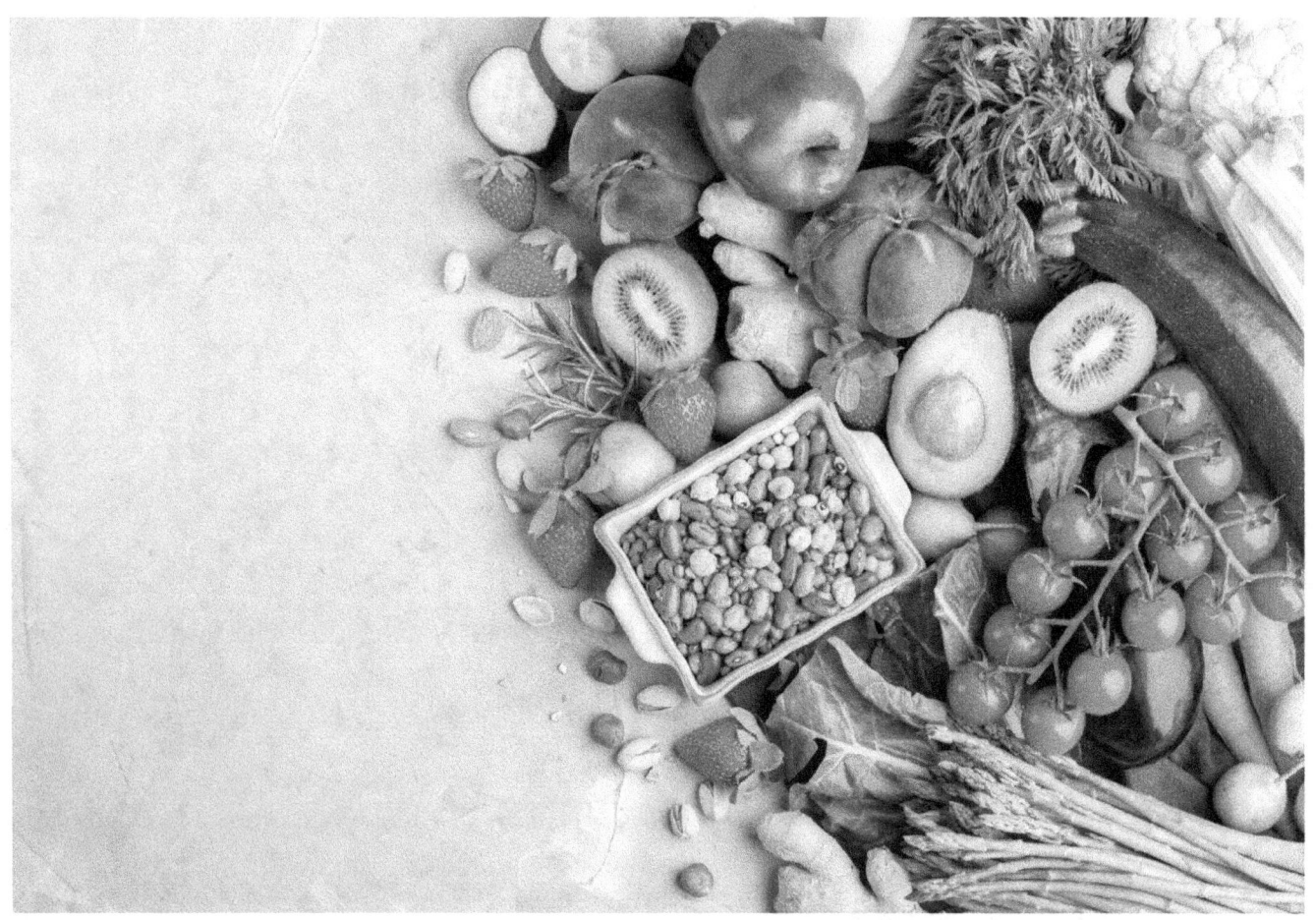

Definition der basischen Ernährung

Die Reise zur Ergründung der basischen Ernährung beginnt mit einer einfachen Frage: Was bedeutet es, sich basisch zu ernähren? Es ist eine Frage, die uns tief in die Philosophie der Ernährung und in das Verständnis unseres Körpers führt. Die basische Ernährung, oft umgeben von einem Hauch von Mystik und Missverständnissen, ist eigentlich ein Konzept von bestechender Klarheit und Einfachheit. Es ist ein Ansatz, der nicht nur die Wahl unserer Nahrung betrifft, sondern auch eine tiefe Wertschätzung für die Weisheit unseres Körpers und seine natürlichen Rhythmen zum Ausdruck bringt.

In seiner Essenz beruht die basische Ernährung auf dem Prinzip, Lebensmittel zu bevorzugen, die nach ihrer Verdauung zu einer Erhöhung des pH-Wertes im Körper führen, ihn also in einen leicht alkalischen Zustand versetzen. Dies steht im Kontrast zu Lebensmitteln, die den Körper in einen stärker sauren Zustand bringen. Der Begriff "basisch" bezieht sich hier nicht direkt auf den pH-Wert der Lebensmittel selbst, sondern auf die Art und Weise, wie sie vom Körper verarbeitet werden und welche Auswirkungen sie auf das innere Milieu haben.

Aber warum ist diese Unterscheidung wichtig? Um diese Frage zu beantworten, müssen wir verstehen, dass unser Körper ständig bestrebt ist, ein optimales Gleichgewicht zu wahren – ein Zustand, der Homöostase genannt wird. Das Säure-Basen-Gleichgewicht ist ein wesentlicher Teil dieser Homöostase und essentiell für unsere Gesundheit. Ein leicht alkalischer Zustand wird mit einer Reihe von gesundheitlichen Vorteilen in Verbindung gebracht, von einer verbesserten Energie bis hin zu einer stärkeren Widerstandsfähigkeit gegenüber Krankheiten.

Die Praxis der basischen Ernährung umfasst daher eine bewusste Auswahl von Lebensmitteln, die reich an alkalischen Mineralien wie Kalzium, Magnesium und Kalium sind. Dazu gehören vor allem Obst und Gemüse, aber auch Nüsse, Samen und bestimmte Vollkörner. Es ist ein farbenfrohes Spektrum an Nahrungsmitteln, das nicht nur den Körper nährt, sondern auch die Sinne erfreut. Doch die basische Ernährung geht über die bloße Auswahl bestimmter Lebensmittel hinaus. Sie ist ein ganzheitlicher Ansatz, der auch die Art und Weise, wie wir essen, und unsere Beziehung zu Nahrung und Körper einbezieht.

Ein Missverständnis, das oft im Zusammenhang mit der basischen Ernährung auftritt, ist die Vorstellung, dass es darum geht, Säuren im Körper vollständig zu eliminieren. Dies ist weder möglich noch wünschenswert, da Säuren für viele lebenswichtige Funktionen im Körper unerlässlich sind. Vielmehr geht es darum, ein harmonisches Gleichgewicht zu finden, das die natürlichen Regulationsmechanismen des Körpers unterstützt und fördert.

Die Entscheidung für eine basische Ernährung ist somit mehr als eine Diät; es ist eine Entscheidung für ein bewussteres und gesünderes Leben. Es ist ein Weg, der uns einlädt, die Verbindung zwischen der Erde, den Nahrungsmitteln, die sie hervorbringt, und unserem eigenen körperlichen Wohlbefinden neu zu entdecken. Durch die Wahl basischer Lebensmittel schenken wir unserem Körper die Bausteine, die er benötigt, um seine innere Balance zu pflegen und zu gedeihen.

In einer Welt, in der wir ständig mit widersprüchlichen Ernährungsratschlägen konfrontiert sind, bietet die basische Ernährung einen Ankerpunkt, der auf jahrhundertealtem Wissen und einem tiefen Verständnis der menschlichen Physiologie beruht. Sie fordert uns auf, innezuhalten und die tiefere Bedeutung unserer Ernährungsentscheidungen zu reflektieren – nicht nur für unsere persönliche Gesundheit, sondern auch für das Wohlergehen unseres Planeten.

Die Entscheidung, sich basisch zu ernähren, ist somit eine Einladung, auf eine Reise zu gehen – eine Reise, die zu einem tieferen Verständnis unseres Körpers, zu einer besseren Gesundheit und letztlich zu einem erfüllteren Leben führt. Es ist eine Reise, die Mut und Offenheit erfordert, aber die Belohnungen sind groß. Denn in der Harmonie mit den natürlichen Rhythmen unseres Körpers und der Natur liegt der Schlüssel zu wahrer Gesundheit und Lebensfreude.

Die Wissenschaft vom Säure-Basen-Haushalt im Körper

Um die Philosophie der basischen Ernährung vollständig zu erfassen, ist es unerlässlich, sich in die faszinierende Welt der Wissenschaft zu begeben, die unseren Säure-Basen-Haushalt steuert. Dieses fein abgestimmte System, das in der Stille unseres Körperinneren arbeitet, ist der Dirigent eines Orchesters, dessen Harmonie essentiell für unser Wohlbefinden ist. Der Säure-Basen-Haushalt ist kein starres Konstrukt, sondern ein dynamisches Gleichgewicht, das ständig auf die Fluktuationen unseres Lebensstils, unserer Ernährung und unserer Umwelt reagiert.

Das Konzept des pH-Wertes, ein Maß für die Säure oder Alkalinität einer Lösung, ist der Schlüssel zum Verständnis dieses Gleichgewichts. Unser Blut, das Lebenselixier, das jeden Winkel unseres Körpers durchströmt, hält einen leicht alkalischen pH-Wert zwischen 7,35 und 7,45 aufrecht. Dieser Bereich ist kein Zufall, sondern das Ergebnis evolutionärer Präzision, die das optimale Milieu für die Funktion unserer Zellen und Enzyme gewährleistet.

Die Aufrechterhaltung dieses Gleichgewichts ist eine Meisterleistung des Körpers, die durch Puffersysteme, die Atmung und die Nierenfunktion ermöglicht wird. Diese Systeme arbeiten Hand in Hand, um überschüssige Säuren oder Basen zu neutralisieren und auszuscheiden, ein Prozess, der von entscheidender Bedeutung ist, um die feine Linie zwischen Gesundheit und Krankheit zu navigieren.

In der modernen Welt jedoch wird dieses Gleichgewicht durch eine Diät, die reich an säurebildenden Lebensmitteln wie Fleisch, Milchprodukten und verarbeiteten Kohlenhydraten ist, sowie durch Stress und Umweltgifte herausgefordert. Diese Faktoren können eine Übersäuerung des Körpers begünstigen, die, wenn sie unbeachtet bleibt, eine Vielzahl von gesundheitlichen Problemen nach sich ziehen kann.

Hier offenbart sich die wahre Schönheit der basischen Ernährung: Indem wir unseren Fokus auf alkalische Lebensmittel legen, unterstützen wir den Körper aktiv dabei, sein natürliches Gleichgewicht wiederherzustellen. Es ist, als würden wir ihm die Hand reichen, um gemeinsam den Tanz des Lebens zu meistern, anstatt gegen den Rhythmus seiner natürlichen Bedürfnisse zu arbeiten.

Die Wissenschaft hinter dem Säure-Basen-Haushalt ist nicht nur ein faszinierendes Feld der Biologie, sondern auch ein Spiegelbild der Weisheit, die in der Natur und in unserem eigenen Körper verankert ist. Sie lehrt uns, dass jede Wahl, die wir treffen – jede Mahlzeit, die wir zu uns nehmen, jedes Glas Wasser, das wir trinken – ein Echo in diesem delikaten System erzeugt.

Indem wir ein tieferes Verständnis für diesen Haushalt entwickeln, öffnen wir die Tür zu einem Leben, das durch mehr Vitalität, Gesundheit und Freude gekennzeichnet ist. Es ist eine Reise, die nicht nur unser körperliches, sondern auch unser geistiges und emotionales Wohlbefinden umfasst. Die Entscheidung für eine basische Ernährung ist somit nicht nur eine Entscheidung für gesunde Lebensmittel, sondern für eine tiefgreifende Achtung vor dem Leben selbst.

In dieser Erkenntnis liegt eine tiefe Kraft. Die Wissenschaft vom Säure-Basen-Haushalt im Körper ist nicht nur eine trockene Materie aus Lehrbüchern, sondern eine lebendige, atmende Wissenschaft, die uns lehrt, wie wir unser Leben zum Besseren verändern können. Indem wir die Grundprinzipien der basischen Ernährung in unser tägliches Leben integrieren, treten wir in einen Dialog mit unserem Körper, der auf Respekt, Verständnis und Liebe basiert.

So offenbart sich die Wissenschaft vom Säure-Basen-Haushalt nicht nur als Grundpfeiler der basischen Ernährung, sondern als Wegweiser zu einem bewussteren, gesünderen und erfüllteren Leben. Ein Leben, in dem wir in Harmonie mit den natürlichen Gesetzen unseres Körpers und der Welt um uns herum stehen.

Am Ende dieses Kapitels angelangt, stehen wir nicht nur vor einem tieferen Verständnis dessen, was basische Ernährung ausmacht, sondern auch vor einer Wertschätzung für die Komplexität und Eleganz des menschlichen Körpers. Die Wahl, sich basisch zu ernähren, ist eine bewusste Entscheidung für Gesundheit und Vitalität, die über die einfache Auswahl von Lebensmitteln hinausgeht. Es ist eine Lebensweise, die Harmonie mit den natürlichen Prozessen unseres Körpers sucht und eine Brücke schlägt zwischen unserer täglichen Ernährung und dem tiefgreifenden Wohlbefinden. Durch ein besseres Verständnis der Wissenschaft hinter dem Säure-Basen-Haushalt haben wir einen ersten Schritt in Richtung eines bewussteren und gesünderen Lebensstils gemacht.

Kapitel 2: Vorteile der Basischen Ernährung

Die Entdeckungsreise durch die Welt der basischen Ernährung führt uns zu einem Verständnis, das weit über die bloße Auswahl von Lebensmitteln hinausgeht. Es ist eine Reise zur Wiederentdeckung unserer tiefsten Bedürfnisse nach Gesundheit, Vitalität und Harmonie. Die Vorteile, die sich aus dieser Art der Ernährung ergeben, sind vielfältig und tiefgreifend, berühren jeden Aspekt unseres Seins und bieten Lösungen für einige der drängendsten gesundheitlichen Herausforderungen unserer Zeit. Diese Vorteile zu erkunden, bedeutet, die Pforte zu einem Leben zu öffnen, in dem Wohlbefinden und Lebensfreude im Mittelpunkt stehen.

Verbesserung der allgemeinen Gesundheit und Vorbeugung von Krankheiten

Die Wahl unserer Nahrung ist eine der grundlegendsten Entscheidungen, die wir treffen, und hat weitreichende Konsequenzen für unsere Gesundheit und unser Wohlbefinden. Im Herzen der Entscheidung für eine basische Ernährung liegt die tiefe Überzeugung, dass der Weg zu wahrer Gesundheit durch die Harmonisierung mit den natürlichen Prozessen unseres Körpers führt. Diese Harmonisierung fördert nicht nur ein blühendes Dasein, sondern dient auch als mächtiges Präventiv gegen die Zivilisationskrankheiten unserer Zeit.

Die Ernährung spielt eine zentrale Rolle in der modernen Gesundheitsdebatte, nicht zuletzt wegen der wachsenden Beweise, die die Verbindung zwischen diätetischen Gewohnheiten und einer Reihe von chronischen Erkrankungen unterstreichen. Die Umstellung auf eine basische Ernährung, die reich an vitalisierenden Pflanzenstoffen, Mineralien und Antioxidantien ist, kann eine fundamentale Wende in dieser Dynamik bewirken. Indem sie den Körper in seinem natürlichen Bestreben unterstützt, ein optimales Säure-Basen-Gleichgewicht zu erhalten, öffnet sie einen Pfad zu verbesserter Gesundheit und zur Prävention einer Vielzahl von Krankheiten.

Der erste und vielleicht offensichtlichste Vorteil dieser Ernährungsweise ist die Stärkung des Immunsystems. Ein Körper, der im Gleichgewicht ist, ist wie eine Festung, die gut gerüstet ist, um äußere Angriffe abzuwehren. Die basische Ernährung liefert die Bausteine, die für die Aufrechterhaltung dieses Gleichgewichts notwendig sind, und trägt damit zu einer stärkeren Immunabwehr bei. In einer Zeit, in der wir zunehmend von Umweltbelastungen und Stressoren umgeben sind, ist ein robustes Immunsystem unerlässlich für die Aufrechterhaltung unserer Gesundheit.

Darüber hinaus hat die basische Ernährung einen tiefgreifenden Einfluss auf das Herz-Kreislauf-System. Durch die Betonung von Vollwertkost und die Reduktion von verarbeiteten Lebensmitteln und solchen mit hohem Säuregehalt trägt sie dazu bei, den Blutdruck zu regulieren und die Gesundheit der Blutgefäße zu fördern. Diese Wirkung ist nicht zu unterschätzen, da Herz-Kreislauf-Erkrankungen nach wie vor eine der Hauptursachen für vorzeitige Morbidität und Mortalität weltweit sind.

Ein weiterer bedeutender Aspekt der basischen Ernährung ist ihre Rolle bei der Prävention und dem Management von Diabetes. Indem sie den Verzehr von einfachen Zuckern und raffinierten Kohlenhydraten minimiert und stattdessen komplexe Kohlenhydrate und ballaststoffreiche Lebensmittel fördert, unterstützt sie eine stabile Blutzuckerkontrolle. Dies ist von unschätzbarem Wert, nicht nur für Menschen, die bereits an Diabetes leiden, sondern auch für diejenigen, die Risikofaktoren für die Entwicklung dieser Krankheit aufweisen.

Die potenziellen Vorteile einer basischen Ernährung erstrecken sich auch auf die geistige Gesundheit. Die Verbindung zwischen Ernährung und psychischem Wohlbefinden gewinnt zunehmend an Anerkennung, und die basische Ernährung bietet eine Fülle von Nährstoffen, die für die Gehirngesundheit und die Funktion des Nervensystems von entscheidender Bedeutung sind. Eine Ernährung, die reich an Omega-3-Fettsäuren, Antioxidantien und anderen neuroprotektiven Komponenten ist, kann dazu beitragen, das Risiko für neurodegenerative Erkrankungen zu verringern und die kognitive Funktion zu fördern.

Schließlich bietet die basische Ernährung auch Vorteile für die Knochengesundheit. Die moderne Ernährung, die oft reich an säurebildenden Lebensmitteln ist, kann zu einem Mineralstoffverlust in den Knochen führen, da der Körper versucht, den pH-Wert des Blutes zu stabilisieren. Eine Ernährung, die den Schwerpunkt auf basenbildende Lebensmittel legt, hilft, diesen Mineralstoffverlust auszugleichen und trägt so zur Erhaltung starker Knochen und zur Prävention von Osteoporose bei.

Insgesamt ist die Entscheidung für eine basische Ernährung eine Entscheidung für ein ganzheitliches Wohlbefinden. Sie ist ein bewusster Schritt hin zu einem Leben, in dem Gesundheit nicht nur als Abwesenheit von Krankheit verstanden wird, sondern als ein Zustand des vollen körperlichen, geistigen und emotionalen Gleichgewichts. Die Verbesserung der allgemeinen Gesundheit und die Vorbeugung von Krankheiten durch die basische Ernährung ist ein kraftvolles Testament für die Weisheit, die in der Natur und in der Art und Weise, wie wir uns mit ihr ernähren, liegt.

Spezifische Vorteile: erhöhte Energie, verbesserte Verdauung, nachhaltige Gewichtsabnahme

Die Umstellung auf eine basische Ernährung kann als das Öffnen einer Tür zu einem Raum voller neuer Möglichkeiten für unser Wohlbefinden beschrieben werden. Innerhalb dieses Raumes erleben wir eine Reihe von spezifischen Vorteilen, die unsere Lebensqualität grundlegend verbessern können. Erhöhte Energie, eine verbesserte Verdauung und nachhaltige Gewichtsabnahme stehen dabei im Vordergrund.

Erhöhte Energie

Eines der ersten Zeichen, dass sich unser Körper auf dem Weg zu einem ausgeglichenen Säure-Basen-Gleichgewicht befindet, ist ein deutlicher Anstieg der Energie. Diese gesteigerte Vitalität ist nicht nur eine temporäre Welle der Begeisterung für eine neue Ernährungsweise. Es ist das Ergebnis einer tiefgreifenden Verschiebung in der Art und Weise, wie unser Körper Nährstoffe metabolisiert und Energie produziert. Basenbildende Lebensmittel sind reich an Vitalstoffen, die eine effiziente Energiegewinnung unterstützen und die Zellfunktion optimieren. In einem Körper, der nicht ständig darum kämpfen muss, ein Säureübermaß auszugleichen, kann das Energieniveau auf natürliche Weise ansteigen.

Verbesserte Verdauung

Die Verdauung ist ein weiterer Bereich, in dem die Vorteile einer basischen Ernährung deutlich zu spüren sind. Viele Menschen leiden unter Verdauungsproblemen, die durch eine unausgewogene Ernährung mit einem hohen Anteil an säurebildenden Lebensmitteln verschärft werden. Die Umstellung auf eine Ernährung, die reich an Ballaststoffen, Enzymen und natürlichen Präbiotika ist, kann helfen, das Verdauungssystem zu beruhigen und zu regenerieren. Eine gesunde Verdauung ist nicht nur für die Aufnahme von Nährstoffen essentiell, sondern spielt auch eine zentrale Rolle in unserem Immunsystem und unserem allgemeinen Wohlbefinden.

Nachhaltige Gewichtsabnahme

Im Zusammenhang mit einer basischen Ernährung wird oft von einer nachhaltigen Gewichtsabnahme berichtet. Dies ist kein Zufall, sondern das Ergebnis einer natürlichen Neuausrichtung unseres Körpers auf ein gesundes Gleichgewicht. Indem man Lebensmittel wählt, die den Körper nähren und gleichzeitig leicht zu verdauen sind, kann man ein Sättigungsgefühl erreichen, ohne überschüssige Kalorien zu sich zu nehmen. Zusätzlich unterstützt der erhöhte Energielevel eine aktivere Lebensweise, was ebenfalls zum Gewichtsmanagement beiträgt. Wichtig ist, dass diese Art der Gewichtsabnahme nicht auf restriktiven Diätmaßnahmen beruht, sondern auf einer dauerhaften Veränderung der Essgewohnheiten hin zu gesünderen, nahrhafteren Optionen.

Diese spezifischen Vorteile – erhöhte Energie, verbesserte Verdauung und nachhaltige Gewichtsabnahme – sind eng miteinander verknüpft und verstärken sich gegenseitig. Zusammen bilden sie ein Trio von Vorteilen, die das Versprechen einer basischen Ernährung für ein verbessertes Wohlbefinden und eine höhere Lebensqualität verkörpern. Es ist eine Veränderung, die sowohl tiefgreifend als auch allumfassend ist, und die uns dazu einlädt, unseren Körper und unsere Gesundheit auf neue Weise zu betrachten und zu erleben.

In der Umsetzung dieser Ernährungsweise finden wir nicht nur einen Weg zu besserer Gesundheit, sondern auch zu einem bewussteren und erfüllteren Leben. Die Entscheidung für eine basische Ernährung ist somit nicht nur eine Entscheidung für bestimmte Lebensmittel, sondern für eine ganzheitliche Perspektive auf Gesundheit und Wohlbefinden, die uns erlaubt, unser volles Potenzial auszuschöpfen.

Am Ende dieses Kapitels angekommen, steht uns nicht nur ein tieferes Verständnis der spezifischen Vorteile einer basischen Ernährung zur Verfügung, sondern auch eine Anerkennung ihrer Rolle als Schlüssel zu einem umfassenderen Wohlbefinden. Die Entscheidung für eine basische Ernährungsweise ist somit weit mehr als eine diätetische Wahl; es ist eine Verpflichtung gegenüber uns selbst, unserem Körper mit Respekt und Fürsorge zu begegnen. Durch die Einführung von Lebensmitteln, die unseren Körper nähren und unterstützen, wählen wir einen Weg, der zu erhöhter Energie, verbesserter Verdauung und nachhaltiger Gewichtsabnahme führt - und letztendlich zu einer gesteigerten Lebensqualität.

Kapitel 3: Erste Schritte zur Basischen Ernährung

Die Entscheidung, den Weg einer basischen Ernährung zu beschreiten, markiert den Beginn einer tiefgreifenden Veränderung im Leben eines jeden Einzelnen. Es ist ein Schritt hin zu einem bewussteren Umgang mit unserem Körper und unserer Gesundheit, der weit über die bloße Nahrungsaufnahme hinausgeht. Dieses Kapitel dient als Leitfaden für die ersten Schritte auf diesem spannenden Weg. Es zeigt auf, wie die Umstellung der bisherigen Ernährung auf eine basische Ernährung gelingen kann, und bietet praktische Ratschläge, die helfen, diesen Übergang so reibungslos und bereichernd wie möglich zu gestalten. Es ist eine Einladung, die Türen zu einem vitaleren, harmonischeren Lebensstil zu öffnen.

Wie man anfängt: Umstellung der bisherigen Ernährung auf eine basische Ernährung

Die Transformation hin zu einer basischen Ernährung ist mehr als nur eine Anpassung der Lebensmittelauswahl; sie ist eine Reise zur Neuentdeckung unserer Beziehung zu Nahrung und Gesundheit. Dieser Übergang beginnt mit dem Verständnis, dass jede Veränderung Zeit und Geduld erfordert. Es geht nicht darum, über Nacht perfekt zu sein, sondern darum, einen nachhaltigen Pfad zu einem gesünderen Ich zu beschreiten.

Bewusstsein und Bildung: Der erste Schritt in Richtung einer basischen Ernährung ist das Bewusstsein. Informieren Sie sich über die Prinzipien der basischen Ernährung und die Auswirkungen von säurebildenden im Vergleich zu basischen Lebensmitteln auf den Körper. Bücher, wissenschaftliche Studien und Erfahrungsberichte können dabei helfen, ein fundiertes Verständnis zu entwickeln.

Schrittweise Umstellung: Beginnen Sie mit kleinen, aber bedeutungsvollen Veränderungen in Ihrer Ernährung. Identifizieren Sie die Lebensmittel, die am stärksten säurebildend sind, und suchen Sie nach basischen Alternativen, die Sie genießen. Der Schlüssel liegt in der schrittweisen Integration, um den Körper und den Gaumen an die neuen Geschmäcker und Texturen zu gewöhnen.

Integration in den Alltag: Finden Sie praktische Wege, um basische Lebensmittel in Ihre täglichen Mahlzeiten einzubauen. Dies könnte bedeuten, dass Sie das Frühstück mit einem grünen Smoothie beginnen oder zu Mittag einen frischen, bunten Salat genießen. Ziel ist es, diese neuen Gewohnheiten nahtlos in Ihren Alltag zu integrieren.

Veränderung der Einkaufsgewohnheiten: Die Umstellung auf eine basische Ernährung erfordert auch eine Anpassung Ihrer Einkaufsgewohnheiten. Konzentrieren Sie sich auf frische, unverarbeitete Lebensmittel und bevorzugen Sie, wo möglich, Bio-Produkte. Der Besuch von lokalen Bauernmärkten kann nicht nur inspirierend sein, sondern auch die Verbindung zur Herkunft der Nahrung stärken.

Geduld und Nachsicht mit sich selbst: Jede Veränderung bringt Herausforderungen mit sich, und Rückschritte sind Teil des Prozesses. Seien Sie nachsichtig mit sich selbst und erkennen Sie, dass jeder Schritt, auch wenn er klein erscheint, Teil Ihrer Reise zu besserer Gesundheit und Wohlbefinden ist.

Indem wir uns bewusst für eine basische Ernährung entscheiden, wählen wir einen Weg, der nicht nur unsere körperliche Gesundheit, sondern auch unser allgemeines Wohlbefinden verbessert. Es ist eine Entscheidung, die weit über die bloße Nahrungsaufnahme hinausgeht; es ist eine Lebensphilosophie, die uns dazu einlädt, harmonischer mit den Bedürfnissen unseres Körpers und den Rhythmen der Natur zu leben. Die Umstellung auf eine basische Ernährung ist somit ein Ausdruck tiefer Selbstfürsorge und ein Schritt in Richtung eines bewussteren, gesünderen Lebens.

Wichtige Lebensmittel, die Sie einbeziehen sollten und solche, die Sie meiden sollten

Die Umstellung auf eine basische Ernährung eröffnet ein Kaleidoskop an kulinarischen Möglichkeiten, die nicht nur den Gaumen erfreuen, sondern auch unserem Körper guttun. Diese Ernährungsweise ermutigt uns, Lebensmittel auszuwählen, die unseren Körper nähren, ihn in seinem natürlichen Gleichgewicht unterstützen und uns mit vitaler Energie versorgen. Gleichzeitig gibt es Lebensmittel, deren Konsum wir einschränken oder vermeiden sollten, um die Balance nicht zu stören.

Lebensmittel, die Sie einbeziehen sollten:

Grünes Blattgemüse: Spinat, Grünkohl, Mangold und Rucola sind reich an Chlorophyll, das den Blut-pH-Wert alkalisiert und den Körper entgiftet.

Gemüse: Brokkoli, Karotten, Gurken, Sellerie und Süßkartoffeln sind hervorragende basenbildende Optionen, die eine Vielzahl von Nährstoffen liefern.

Obst: Trotz ihres natürlichen Zuckergehalts haben Früchte wie Avocados, Zitronen, Limetten und Beeren eine alkalische Wirkung auf den Körper.

Nüsse und Samen: Mandeln, Chiasamen und Leinsamen sind nicht nur gesunde Fettquellen, sondern wirken auch alkalisch.

Getreide: Während viele Getreidesorten säurebildend sind, sind Quinoa, Amaranth und Buchweizen ausgezeichnete basische Alternativen.

Leguminosen: Bestimmte Hülsenfrüchte, insbesondere Linsen und Kichererbsen, können in Maßen genossen eine gute Ergänzung sein.

Wasser: Alkalisiertes oder ionisiertes Wasser kann die Alkalisierung unterstützen, aber auch reines, gefiltertes Wasser ist essentiell.

Lebensmittel, die Sie meiden sollten:

Zuckerhaltige Lebensmittel und Getränke: Zucker ist ein Hauptverursacher von Azidose und sollte weitestgehend vermieden werden.

Verarbeitetes Fleisch: Wurst, Schinken und andere verarbeitete Fleischwaren sind stark säurebildend.

Milchprodukte: Käse, Milch und Joghurt können den Säuregehalt im Körper erhöhen und sollten reduziert werden.

Weißmehlprodukte: Brot, Pasta und Gebäck aus weißem Mehl wirken säurebildend und bieten wenig Nährwert.

Koffeinhaltige Getränke: Übermäßiger Kaffeekonsum kann zur Übersäuerung beitragen. Alternative Getränke wie Kräutertees sind vorzuziehen.

Alkohol: Alkohol ist nicht nur säurebildend, sondern beeinträchtigt auch die Fähigkeit des Körpers, sich zu regenerieren und zu entgiften.

Die Umstellung auf eine basische Ernährung erfordert eine bewusste Auseinandersetzung mit unseren Essgewohnheiten und die Bereitschaft, Neues zu entdecken. Es geht darum, Nahrungsmittel zu wählen, die uns guttun und die natürliche Balance unseres Körpers unterstützen. Indem wir lernen, welche Lebensmittel uns nähren und welche wir meiden sollten, können wir nicht nur unsere Gesundheit verbessern, sondern auch ein neues, positives Verhältnis zu dem, was wir essen, entwickeln.

Die Kunst einer erfolgreichen Umstellung liegt nicht im rigorosen Vermeiden „verbotener" Lebensmittel, sondern in der Entdeckung und Integration nährstoffreicher, basenbildender Optionen, die unseren Körper stärken und unser Wohlbefinden fördern. Eine basische Ernährung ist kein starres Regelwerk, sondern ein flexibler, dynamischer Ansatz, der es uns ermöglicht, mit Freude und Genuss gesund zu leben.

Am Ende dieses Kapitels stehen wir nicht nur mit einem tieferen Verständnis der grundlegenden Prinzipien und Vorteile der basischen Ernährung da, sondern auch mit einem praktischen Leitfaden, wie diese in unser tägliches Leben integriert werden können. Die ersten Schritte zur Umstellung auf eine basische Ernährung mögen herausfordernd erscheinen, doch sie sind der Beginn einer lohnenden Reise hin zu besserer Gesundheit und einem erhöhten Wohlbefinden. Dieses Kapitel soll Mut machen, neue Wege zu erkunden und alte Gewohnheiten zu überdenken, immer mit dem Ziel, eine nachhaltige und positive Veränderung im Leben zu bewirken. Es ist ein Prozess, der Geduld und Hingabe erfordert, aber die Belohnungen sind unermesslich und bereichern jeden Aspekt unseres Seins.

Kapitel 4: Frühstück

Basische Rezepte, um mit Energie und Vitalität in den Tag zu starten

1. Grünkohl-Smoothie mit Apfel und Ingwer

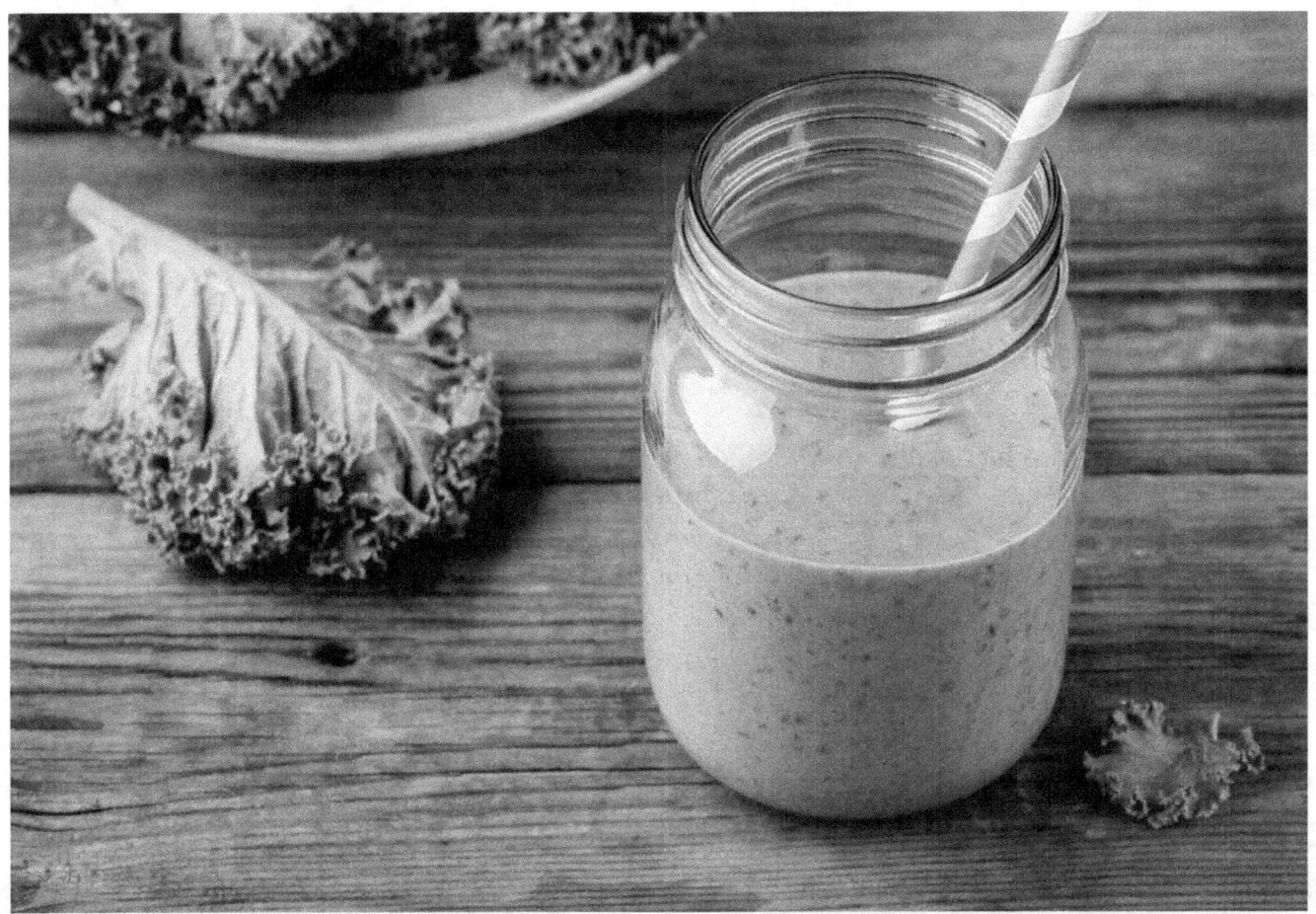

Zubereitungszeit: 10 Min | **Kochzeit:** 0 Min | **Portionen:** 2

Schwierigkeiten: Einfach

Zutaten

- 100 g frischer Grünkohl, grob gehackt
- 1 mittelgroßer Apfel, entkernt und grob gehackt
- 10 g frischer Ingwer, geschält und gehackt
- 300 ml gefiltertes Wasser
- Eiswürfel (optional)

Zubereitung

1. Grünkohl, Apfel und Ingwer in einen leistungsstarken Mixer geben.
2. Gefiltertes Wasser hinzufügen und bei höchster Stufe glatt pürieren. Für eine kühlere Variante Eiswürfel hinzufügen.
3. In Gläser gießen und sofort servieren.

Nährwerte (pro Portion): Kalorien 95 | Fett 0,5 g | Kohlenhydrate 22 g | Protein 3 g

2. Quinoa-Porridge mit Beeren und Mandelmilch

Zubereitungszeit: 5 Min | **Kochzeit:** 15 Min | **Portionen:** 2
Schwierigkeiten: Mittel

Zutaten

- 100 g Quinoa, gründlich gespült
- 400 ml Mandelmilch
- 100 g gemischte Beeren (z.B. Erdbeeren, Blaubeeren, Himbeeren)
- 1 TL Agavendicksaft (optional)
- Ein Prise Zimt

Zubereitung

1. Quinoa und Mandelmilch in einen Topf geben und zum Kochen bringen. Hitze reduzieren und 15 Minuten köcheln lassen, bis die Quinoa weich ist.
2. Beeren hinzufügen und weitere 2 Minuten köcheln lassen.
3. Mit Agavendicksaft süßen und mit einer Prise Zimt garnieren.
4. Warm servieren.

Nährwerte (pro Portion): Kalorien 210 | Fett 3 g | Kohlenhydrate 40 g | Protein 8 g

3. Avocado-Toast auf basischem Brot

Zubereitungszeit: 5 Min | **Kochzeit:** 2 Min | **Portionen:** 2
Schwierigkeiten: Einfach

Zutaten

- 1 reife Avocado
- 4 Scheiben basisches Brot (z.B. Dinkelvollkornbrot)

- Saft von 1/2 Zitrone
- Salz und schwarzer Pfeffer nach Geschmack
- Eine Handvoll Rucola (optional)

Zubereitung

1. Avocado halbieren, entkernen und das Fruchtfleisch in eine Schüssel geben.
2. Mit einer Gabel zerdrücken und Zitronensaft unterrühren. Mit Salz und Pfeffer abschmecken.
3. Das Brot toasten und die Avocadomischung darauf verteilen.
4. Mit Rucola garnieren und sofort servieren.

Nährwerte (pro Portion): Kalorien 320 | Fett 20 g | Kohlenhydrate 32 g | Protein 6 g

4. Süßkartoffel-Rösti mit Avocado-Creme

Zubereitungszeit: 10 Min | **Kochzeit:** 15 Min | **Portionen:** 2

Schwierigkeiten: Mittel

Zutaten

- 200 g Süßkartoffel, grob gerieben
- 1 reife Avocado
- Saft von 1/2 Limette
- Salz und frisch gemahlener schwarzer Pfeffer
- 1 EL Kokosöl

Zubereitung

1. Die geriebene Süßkartoffel in eine heiße Pfanne mit Kokosöl geben und flach drücken, um kleine Rösti zu formen. Auf jeder Seite 5-7 Minuten braten, bis sie goldbraun und knusprig sind.
2. In der Zwischenzeit die Avocado halbieren, entkernen und das Fruchtfleisch in eine Schüssel geben. Mit einer Gabel zerdrücken, Limettensaft hinzufügen und mit Salz und Pfeffer würzen, um die Avocado-Creme herzustellen.
3. Die Süßkartoffel-Rösti auf einem Teller anrichten und mit der Avocado-Creme servieren.

Nährwerte (pro Portion): Kalorien 280 | Fett 15 g | Kohlenhydrate 35 g | Protein 3 g

5. Zucchini-Pfannkuchen mit Ahornsirup

Zubereitungszeit: 10 Min | **Kochzeit:** 10 Min | **Portionen:** 2

Schwierigkeiten: Einfach

Zutaten

- 1 mittelgroße Zucchini, gerieben und Wasser ausgepresst
- 2 EL Dinkelmehl
- 1 TL Backpulver
- Eine Prise Salz
- Ahornsirup zum Servieren

Zubereitung

1. Zucchini, Dinkelmehl, Backpulver und Salz in einer Schüssel vermengen.
2. Eine beschichtete Pfanne mit etwas Kokosöl erhitzen. Kleine Löffel der Mischung in die Pfanne geben und flach drücken, um Pfannkuchen zu formen. Von jeder Seite ca. 3-5 Minuten goldbraun braten.
3. Warm servieren und nach Belieben mit Ahornsirup beträufeln.

Nährwerte (pro Portion): Kalorien 150 | Fett 1 g | Kohlenhydrate 30 g | Protein 4 g

6. Buchweizen-Granola mit Kokosjoghurt

Zubereitungszeit: 5 Min | **Kochzeit:** 20 Min | **Portionen:** 2

Schwierigkeiten: Einfach

Zutaten

- 100 g Buchweizen, über Nacht eingeweicht und abgespült
- 2 EL Ahornsirup
- 1 EL Kokosöl
- 200 g Kokosjoghurt
- Eine Handvoll frische Beeren

Zubereitung

1. Den Ofen auf 180°C vorheizen. Buchweizen, Ahornsirup und Kokosöl in einer Schüssel vermischen und auf einem Backblech verteilen.

2. 20 Minuten im Ofen backen, bis der Buchweizen knusprig ist. Gelegentlich umrühren.
3. Das Granola abkühlen lassen und mit Kokosjoghurt und frischen Beeren servieren.

Nährwerte (pro Portion): Kalorien 320 | Fett 10 g | Kohlenhydrate 48 g | Protein 6 g

7. Spinat und Pilz Omelett (vegan)

Zubereitungszeit: 5 Min | **Kochzeit:** 10 Min | **Portionen:** 2

Schwierigkeiten: Mittel

Zutaten

- 100 g frischer Spinat
- 100 g Champignons, in Scheiben geschnitten
- 150 ml Kichererbsenmehl-Wasser-Mischung (Verhältnis 1:2)
- Salz und Pfeffer
- 1 EL Olivenöl

Zubereitung

1. Olivenöl in einer Pfanne erhitzen und die Champignons ca. 5 Minuten anbraten, bis sie weich sind. Spinat hinzufügen und zusammenfallen lassen.
2. Die Kichererbsenmehl-Wasser-Mischung über das Gemüse gießen und mit Salz und Pfeffer würzen. Bei mittlerer Hitze kochen, bis die Unterseite fest ist, dann vorsichtig wenden und die andere Seite braten.
3. Warm servieren.

Nährwerte (pro Portion): Kalorien 220 | Fett 7 g | Kohlenhydrate 30 g | Protein 11 g

8. Bananen-Walnuss-Pancakes

Zubereitungszeit: 10 Min | **Kochzeit:** 10 Min | **Portionen:** 2

Schwierigkeiten: Einfach

Zutaten

- 1 reife Banane, zerdrückt
- 2 EL Walnüsse, gehackt
- 100 ml Mandelmilch

- 75 g Dinkelmehl
- 1 TL Backpulver

Zubereitung

1. Alle Zutaten in einer Schüssel zu einem glatten Teig verrühren.
2. Eine Pfanne mit etwas Kokosöl erhitzen und kleine Teigportionen hineingeben. Von jeder Seite ca. 3 Minuten goldbraun backen.
3. Warm mit einem Topping nach Wahl servieren.

Nährwerte (pro Portion): Kalorien 270 | Fett 9 g | Kohlenhydrate 42 g | Protein 6 g

9. Chia-Pudding mit Mango und Kokos

Zubereitungszeit: 10 Min | **Kochzeit:** 0 Min (plus 4 Stunden Ruhezeit) | **Portionen:** 2
Schwierigkeiten: Einfach

Zutaten

- 4 EL Chiasamen
- 400 ml Kokosmilch
- 1 reife Mango, gewürfelt
- 2 EL Kokosraspeln
- 1 TL Agavendicksaft (optional)

Zubereitung

1. Chiasamen mit Kokosmilch in einer Schüssel verrühren. Agavendicksaft hinzufügen, falls verwendet. Abdecken und für mindestens 4 Stunden oder über Nacht im Kühlschrank quellen lassen.
2. Den gequollenen Chia-Pudding umrühren, auf zwei Schüsseln verteilen.
3. Mit Mango und Kokosraspeln garnieren. Kalt servieren.

Nährwerte (pro Portion): Kalorien 360 | Fett 28 g | Kohlenhydrate 25 g | Protein 6 g

10. Alkalischer Power-Grüntee-Smoothie

Zubereitungszeit: 5 Min | **Kochzeit:** 0 Min | **Portionen:** 2
Schwierigkeiten: Einfach

Zutaten

- 300 ml aufgebrühter Grüntee, gekühlt
- 1 reife Banane
- 1 Handvoll frischer Spinat
- 1 TL Chiasamen
- Eiswürfel (optional)

Zubereitung

1. Grüntee, Banane, Spinat und Chiasamen in den Mixer geben.
2. Auf höchster Stufe mixen, bis die Mischung glatt ist. Für eine erfrischende Variante Eiswürfel hinzufügen.
3. In Gläser gießen und sofort genießen.

Nährwerte (pro Portion): Kalorien 120 | Fett 1,5 g | Kohlenhydrate 24 g | Protein 3 g

11. Hirsebrei mit Zimt und Apfel

Zubereitungszeit: 5 Min | **Kochzeit:** 20 Min | **Portionen:** 2

Schwierigkeiten: Einfach

Zutaten

- 100 g Hirse, über Nacht eingeweicht
- 400 ml Mandelmilch
- 1 großer Apfel, entkernt und gewürfelt
- 1/2 TL gemahlener Zimt
- 1 EL Honig (optional)

Zubereitung

1. Die eingeweichte Hirse abspülen und mit der Mandelmilch in einen Topf geben. Zum Kochen bringen und 20 Minuten auf niedriger Stufe köcheln lassen, bis die Hirse weich ist.
2. Apfelwürfel und Zimt in den letzten 5 Minuten hinzufügen.
3. Mit Honig süßen und warm servieren.

Nährwerte (pro Portion): Kalorien 320 | Fett 5 g | Kohlenhydrate 60 g | Protein 8 g

12. Geröstete Süßkartoffel mit Avocado-Salsa

Zubereitungszeit: 10 Min | **Kochzeit:** 25 Min | **Portionen:** 2

Schwierigkeiten: Mittel

Zutaten

- 1 große Süßkartoffel, in 1 cm dicke Scheiben geschnitten
- 1 reife Avocado, gewürfelt
- Saft von 1/2 Limette
- 1 kleine rote Zwiebel, fein gewürfelt
- Frischer Koriander, gehackt (nach Geschmack)

Zubereitung

1. Süßkartoffelscheiben auf ein mit Backpapier ausgelegtes Backblech legen und bei 200°C 25 Minuten rösten, bis sie weich und leicht karamellisiert sind.
2. Avocado, Limettensaft, rote Zwiebel und Koriander mischen, um die Salsa herzustellen. Mit Salz und Pfeffer abschmecken.
3. Die gerösteten Süßkartoffelscheiben mit der Avocado-Salsa servieren.

Nährwerte (pro Portion): Kalorien 280 | Fett 15 g | Kohlenhydrate 36 g | Protein 4 g

13. Kokosnuss-Wasser Smoothie mit Beeren und Spinat

Zubereitungszeit: 5 Min | **Kochzeit:** 0 Min | **Portionen:** 2

Schwierigkeiten: Einfach

Zutaten

- 300 ml Kokosnusswasser
- 100 g gemischte Beeren (frisch oder gefroren)
- 1 Handvoll frischer Spinat
- 1 EL Leinsamen
- Eiswürfel (optional)

Zubereitung

1. Kokosnusswasser, Beeren, Spinat und Leinsamen in einen Mixer geben.

2. Auf höchster Stufe mixen, bis die Mischung glatt ist. Für eine kühlere Variante Eiswürfel hinzufügen.
3. In Gläser gießen und sofort genießen.

Nährwerte (pro Portion): Kalorien 80 | Fett 1 g | Kohlenhydrate 16 g | Protein 2 g

14. Rohkost-Birchermüsli mit Nüssen

Zubereitungszeit: 10 Min | **Kochzeit:** 0 Min (plus mindestens 30 Min Ruhezeit) | **Portionen:** 2

Schwierigkeiten: Einfach

Zutaten

- 50 g Haferflocken, ungekocht
- 200 ml Mandelmilch
- 1 Apfel, grob gerieben
- 30 g gemischte Nüsse (Walnüsse, Mandeln), grob gehackt
- 2 EL Rosinen

Zubereitung

1. Haferflocken mit Mandelmilch in einer Schüssel vermischen und mindestens 30 Minuten (oder über Nacht) im Kühlschrank quellen lassen.
2. Kurz vor dem Servieren den geriebenen Apfel, die Nüsse und Rosinen unterrühren.
3. Kalt servieren, eventuell mit einem Löffel Kokosjoghurt garnieren.

Nährwerte (pro Portion): Kalorien 300 | Fett 15 g | Kohlenhydrate 35 g | Protein 8 g

15. Haferflocken mit Mandelmilch und Beeren

Zubereitungszeit: 5 Min | **Kochzeit:** 10 Min | **Portionen:** 2

Schwierigkeiten: Einfach

Zutaten

- 80 g Haferflocken
- 400 ml Mandelmilch
- 100 g gemischte Beeren (Erdbeeren, Blaubeeren, Himbeeren)

- 1 EL Ahornsirup (optional)
- Eine Prise Zimt

Zubereitung

1. Haferflocken und Mandelmilch in einen Topf geben und zum Kochen bringen. Auf niedriger Stufe 10 Minuten köcheln lassen, dabei gelegentlich umrühren, bis die Haferflocken weich sind und die Milch größtenteils absorbiert wurde.
2. Vom Herd nehmen und Ahornsirup sowie Zimt einrühren.
3. In Schüsseln geben, mit frischen Beeren garnieren und warm servieren.

Nährwerte (pro Portion): Kalorien 270 | Fett 6 g | Kohlenhydrate 45 g | Protein 8 g

16. Gemüse-Scramble mit Tofu

Zubereitungszeit: 10 Min | **Kochzeit:** 10 Min | **Portionen:** 2

Schwierigkeiten: Mittel

Zutaten

- 200 g fester Tofu, zerkrümelt
- 1 kleine Zucchini, gewürfelt
- 1 rote Paprika, gewürfelt
- 2 EL Olivenöl
- Salz und schwarzer Pfeffer nach Geschmack

Zubereitung

1. Olivenöl in einer Pfanne erhitzen und die Zucchini sowie Paprika 5 Minuten anbraten.
2. Den zerkrümelten Tofu hinzufügen, mit Salz und Pfeffer würzen und alles weitere 5 Minuten braten, bis der Tofu leicht gebräunt ist.
3. Heiß servieren, eventuell mit frischen Kräutern garnieren.

Nährwerte (pro Portion): Kalorien 220 | Fett 14 g | Kohlenhydrate 10 g | Protein 12 g

17. Frühstücks-Quinoa mit Nüssen und Trockenfrüchten

Zubereitungszeit: 5 Min | **Kochzeit:** 20 Min | **Portionen:** 2

Schwierigkeiten: Einfach

Zutaten

- 100 g Quinoa, gründlich gespült
- 300 ml Wasser
- 30 g gemischte Nüsse (Walnüsse, Mandeln), gehackt
- 30 g Trockenfrüchte (Aprikosen, Cranberries), gehackt
- 1 TL Zimt

Zubereitung

1. Quinoa und Wasser in einen Topf geben und zum Kochen bringen. Hitze reduzieren und 15-20 Minuten köcheln lassen, bis der Quinoa weich ist und das Wasser absorbiert wurde.
2. Nüsse, Trockenfrüchte und Zimt unterrühren.
3. Warm servieren, eventuell mit einem Schuss Mandelmilch für zusätzliche Cremigkeit.

Nährwerte (pro Portion): Kalorien 320 | Fett 12 g | Kohlenhydrate 45 g | Protein 8 g

18. Frische Papaya-Boot mit Limettenjoghurt

Zubereitungszeit: 10 Min | **Kochzeit:** 0 Min | **Portionen:** 2

Schwierigkeiten: Einfach

Zutaten

- 1 große Papaya, halbiert und entkernt
- 200 g Kokosjoghurt
- Saft von 1 Limette
- 2 EL Honig oder Agavendicksaft
- Einige Minzblätter zur Dekoration

Zubereitung

1. Kokosjoghurt mit Limettensaft und Honig oder Agavendicksaft verrühren.
2. Die Papayahälften auf Teller legen und den Kokosjoghurt in die Mitte geben.
3. Mit Minzblättern garnieren und sofort servieren.

Nährwerte (pro Portion): Kalorien 250 | Fett 8 g | Kohlenhydrate 40 g | Protein 5 g

19. Mandel-Butter-Toast mit Bananenscheiben

Zubereitungszeit: 5 Min | **Kochzeit:** 2 Min | **Portionen:** 2

Schwierigkeiten: Einfach

Zutaten

- 4 Scheiben Dinkelvollkornbrot
- 4 EL Mandelbutter
- 1 Banane, in Scheiben geschnitten
- Eine Prise Zimt
- Honig oder Agavendicksaft zum Beträufeln

Zubereitung

1. Das Dinkelvollkornbrot toasten.
2. Jede Scheibe mit einer großzügigen Schicht Mandelbutter bestreichen.
3. Bananenscheiben darauf verteilen und mit einer Prise Zimt bestreuen.
4. Nach Belieben mit Honig oder Agavendicksaft beträufeln und sofort servieren.

Nährwerte (pro Portion): Kalorien 330 | Fett 18 g | Kohlenhydrate 36 g | Protein 10 g

20. Grüne Detox-Suppe zum Frühstück

Zubereitungszeit: 10 Min | **Kochzeit:** 20 Min | **Portionen:** 2

Schwierigkeiten: Mittel

Zutaten

- 200 g frischer Spinat
- 1 kleine Zucchini, gewürfelt
- 1 Stange Sellerie, fein gehackt
- 500 ml Gemüsebrühe
- Saft von 1/2 Zitrone

Zubereitung

1. In einem Topf die Gemüsebrühe zum Kochen bringen. Zucchini und Sellerie hinzufügen und 10 Minuten köcheln lassen.
2. Den Spinat zugeben und weitere 5 Minuten kochen, bis der Spinat welk ist.

3. Die Suppe vom Herd nehmen und mit einem Stabmixer pürieren, bis sie glatt ist.
4. Mit Zitronensaft abschmecken und heiß servieren.

Nährwerte (pro Portion): Kalorien 80 | Fett 1 g | Kohlenhydrate 12 g | Protein 5 g

21. Kichererbsen-Pfannkuchen mit Tomaten-Avocado-Salsa

Zubereitungszeit: 15 Min | **Kochzeit:** 10 Min | **Portionen:** 2

Schwierigkeiten: Mittel

Zutaten

- 100 g Kichererbsenmehl
- 200 ml Wasser
- 1/2 TL Salz
- 1 reife Avocado, gewürfelt
- 2 Tomaten, gewürfelt
- Einige Blätter frischer Koriander, gehackt

Zubereitung

1. Kichererbsenmehl, Wasser und Salz zu einem glatten Teig verrühren. 5 Minuten ruhen lassen.
2. Eine beschichtete Pfanne leicht ölen und bei mittlerer Hitze erhitzen. Teig portionsweise hineingeben und dünne Pfannkuchen ausbacken, bis sie beidseitig goldbraun sind.
3. Avocado, Tomaten und Koriander mischen, um die Salsa herzustellen.
4. Die Pfannkuchen mit der Salsa servieren.

Nährwerte (pro Portion): Kalorien 280 | Fett 14 g | Kohlenhydrate 32 g | Protein 9 g

22. Rote Bete und Karotten-Smoothie

Zubereitungszeit: 5 Min | **Kochzeit:** 0 Min | **Portionen:** 2

Schwierigkeiten: Einfach

Zutaten

- 1 mittelgroße Rote Bete, roh und gewürfelt
- 2 Karotten, geschält und gewürfelt

- 1 Apfel, entkernt und gewürfelt
- 300 ml Wasser
- Eiswürfel (optional)

Zubereitung

1. Rote Bete, Karotten, Apfel und Wasser in einen leistungsstarken Mixer geben.
2. Alles glatt pürieren, bis keine Stückchen mehr zu spüren sind. Für eine erfrischendere Variante Eiswürfel hinzufügen.
3. In Gläser gießen und sofort servieren.

Nährwerte (pro Portion): Kalorien 95 | Fett 0,5 g | Kohlenhydrate 22 g | Protein 2 g

23. Proteinreicher Linsen-Aufstrich auf Vollkorntoast

Zubereitungszeit: 10 Min | **Kochzeit:** 20 Min | **Portionen:** 2

Schwierigkeiten: Mittel

Zutaten

- 100 g rote Linsen, gekocht und abgekühlt
- 2 EL Olivenöl
- 1 kleine rote Zwiebel, fein gewürfelt
- 1 Knoblauchzehe, fein gehackt
- Salz und Pfeffer nach Geschmack
- 4 Scheiben Vollkorntoast

Zubereitung

1. Die gekochten Linsen, Olivenöl, rote Zwiebel und Knoblauch in einen Mixer geben. Mit Salz und Pfeffer abschmecken und zu einer glatten Paste pürieren.
2. Die Vollkorntoasts toasten.
3. Die Linsenpaste großzügig auf den Toasts verteilen und sofort servieren.

Nährwerte (pro Portion): Kalorien 290 | Fett 10 g | Kohlenhydrate 40 g | Protein 12 g

24. Avocado-Kiwi-Smoothiebowl

Zubereitungszeit: 10 Min | **Kochzeit:** 0 Min | **Portionen:** 2

Schwierigkeiten: Einfach

Zutaten

- 1 reife Avocado, halbiert und entsteint
- 2 reife Kiwis, geschält
- 200 ml Kokoswasser
- 1 EL Chiasamen
- Eine Handvoll frische Beeren (z.B. Himbeeren, Blaubeeren) zur Garnierung

Zubereitung

1. Avocado, Kiwis und Kokoswasser in einen Mixer geben und zu einer glatten Masse pürieren.
2. Die Mischung in Schüsseln füllen und mit Chiasamen und frischen Beeren garnieren.
3. Sofort genießen, ideal für einen frischen und energiereichen Start in den Tag.

Nährwerte (pro Portion): Kalorien 230 | Fett 14 g | Kohlenhydrate 24 g | Protein 4 g

25. Wassermelonen-Frühstückssalat mit Minze und Limette

Zubereitungszeit: 10 Min | **Kochzeit:** 0 Min | **Portionen:** 2

Schwierigkeiten: Einfach

Zutaten

- 500 g Wassermelone, gewürfelt
- Saft von 1 Limette
- 1 EL frische Minzblätter, gehackt
- 2 EL gehackte Mandeln
- Ein Spritzer Agavendicksaft (optional)

Zubereitung

1. Wassermelonenwürfel in eine große Schüssel geben.
2. Limettensaft und Minzblätter dazugeben und vorsichtig umrühren, um die Aromen zu vermischen.
3. Den Salat auf Teller verteilen und mit gehackten Mandeln bestreuen. Nach Belieben mit einem Spritzer Agavendicksaft süßen.

4. Sofort servieren, perfekt für ein leichtes und erfrischendes Sommerfrühstück.

Nährwerte (pro Portion): Kalorien 150 | Fett 7 g | Kohlenhydrate 20 g | Protein 3 g

Kapitel 5: Mittagessen

Rezepte für basische Mittagessen, die satt machen und nähren

26. Quinoa-Salat mit Avocado und schwarzen Bohnen

Zubereitungszeit: 15 Min | **Kochzeit:** 20 Min | **Portionen:** 2

Schwierigkeiten: Einfach

Zutaten

- 100 g Quinoa
- 200 g schwarze Bohnen (gekocht oder aus der Dose, abgespült)
- 1 reife Avocado, gewürfelt
- Saft von 1 Limette
- Eine Handvoll frischer Koriander, gehackt

Zubereitung

1. Quinoa nach Packungsanweisung kochen und abkühlen lassen.
2. In einer großen Schüssel gekochten Quinoa, schwarze Bohnen, Avocadowürfel und gehackten Koriander mischen.
3. Mit Limettensaft beträufeln und gut umrühren.
4. Sofort servieren oder im Kühlschrank kalt stellen bis zum Servieren.

Nährwerte (pro Portion): Kalorien 350 | Fett 15 g | Kohlenhydrate 45 g | Protein 12 g

27. Alkalischer Buddha-Bowl mit Süßkartoffel und Quinoa

Zubereitungszeit: 15 Min | **Kochzeit:** 30 Min | **Portionen:** 2

Schwierigkeiten: Mittel

Zutaten

- 200 g Süßkartoffel, in Würfel geschnitten
- 100 g Quinoa
- 1 Handvoll frischer Spinat
- 2 EL Tahini

- Saft von 1/2 Zitrone

Zubereitung

1. Süßkartoffelwürfel auf ein Backblech legen, mit Olivenöl beträufeln und bei 200°C 30 Minuten rösten, bis sie weich und golden sind.
2. Quinoa nach Packungsanweisung kochen und abkühlen lassen.
3. Spinat, gekochten Quinoa und geröstete Süßkartoffel in Schüsseln anrichten.
4. Tahini und Zitronensaft darüberträufeln.
5. Vor dem Servieren gut vermischen.

Nährwerte (pro Portion): Kalorien 380 | Fett 14 g | Kohlenhydrate 56 g | Protein 12 g

28. Gerösteter Gemüsewrap mit Hummus

Zubereitungszeit: 10 Min | **Kochzeit:** 20 Min | **Portionen:** 2

Schwierigkeiten: Einfach

Zutaten

- 2 Vollkornwraps
- 100 g Hummus
- 200 g gemischtes Gemüse (Paprika, Zucchini, Aubergine), in Streifen geschnitten
- 1 EL Olivenöl
- Eine Prise Meersalz

Zubereitung

1. Gemüse mit Olivenöl und einer Prise Meersalz mischen. Auf ein Backblech legen und bei 200°C 20 Minuten rösten, bis das Gemüse weich und leicht karamellisiert ist.
2. Vollkornwraps nach Packungsanleitung erwärmen.
3. Hummus gleichmäßig auf den Wraps verteilen, geröstetes Gemüse daraufgeben.
4. Wraps einrollen und sofort servieren.

Nährwerte (pro Portion): Kalorien 320 | Fett 14 g | Kohlenhydrate 42 g | Protein 10 g

29. Zucchininudeln mit Pesto und Cherrytomaten

Zubereitungszeit: 10 Min | **Kochzeit:** 0 Min | **Portionen:** 2

Schwierigkeiten: Einfach

Zutaten

- 2 mittelgroße Zucchini, in Nudeln geschnitten (Spiralschneider)
- 100 g Cherrytomaten, halbiert
- 4 EL Pesto (basische Variante ohne Käse)
- 1 EL Olivenöl
- Eine Prise Meersalz

Zubereitung

1. Zucchininudeln in eine große Schüssel geben.
2. Pesto, Olivenöl und eine Prise Meersalz hinzufügen und gut vermischen, bis die Nudeln gleichmäßig bedeckt sind.
3. Cherrytomaten unterheben und nochmals vorsichtig mischen.
4. Sofort servieren oder kühl stellen bis zum Essen.

Nährwerte (pro Portion): Kalorien 220 | Fett 18 g | Kohlenhydrate 12 g | Protein 4 g

30. Linsensuppe mit Kurkuma und Ingwer

Zubereitungszeit: 10 Min | **Kochzeit:** 25 Min | **Portionen:** 2

Schwierigkeiten: Einfach

Zutaten

- 100 g rote Linsen
- 500 ml Gemüsebrühe
- 1 TL Kurkumapulver
- 1 TL frischer Ingwer, fein gehackt
- 1 EL Olivenöl

Zubereitung

1. Olivenöl in einem Topf erhitzen und den Ingwer kurz anbraten.
2. Rote Linsen und Kurkumapulver hinzufügen, mit Gemüsebrühe auffüllen und zum Kochen bringen.
3. Hitze reduzieren und 25 Minuten köcheln lassen, bis die Linsen weich sind.

4. Mit einem Stabmixer leicht pürieren, um eine cremigere Konsistenz zu erhalten.
5. Heiß servieren, eventuell mit einem Klecks Joghurt und frischem Koriander garnieren.

Nährwerte (pro Portion): Kalorien 280 | Fett 7 g | Kohlenhydrate 40 g | Protein 14 g

31. Buchweizen-Risotto mit Pilzen

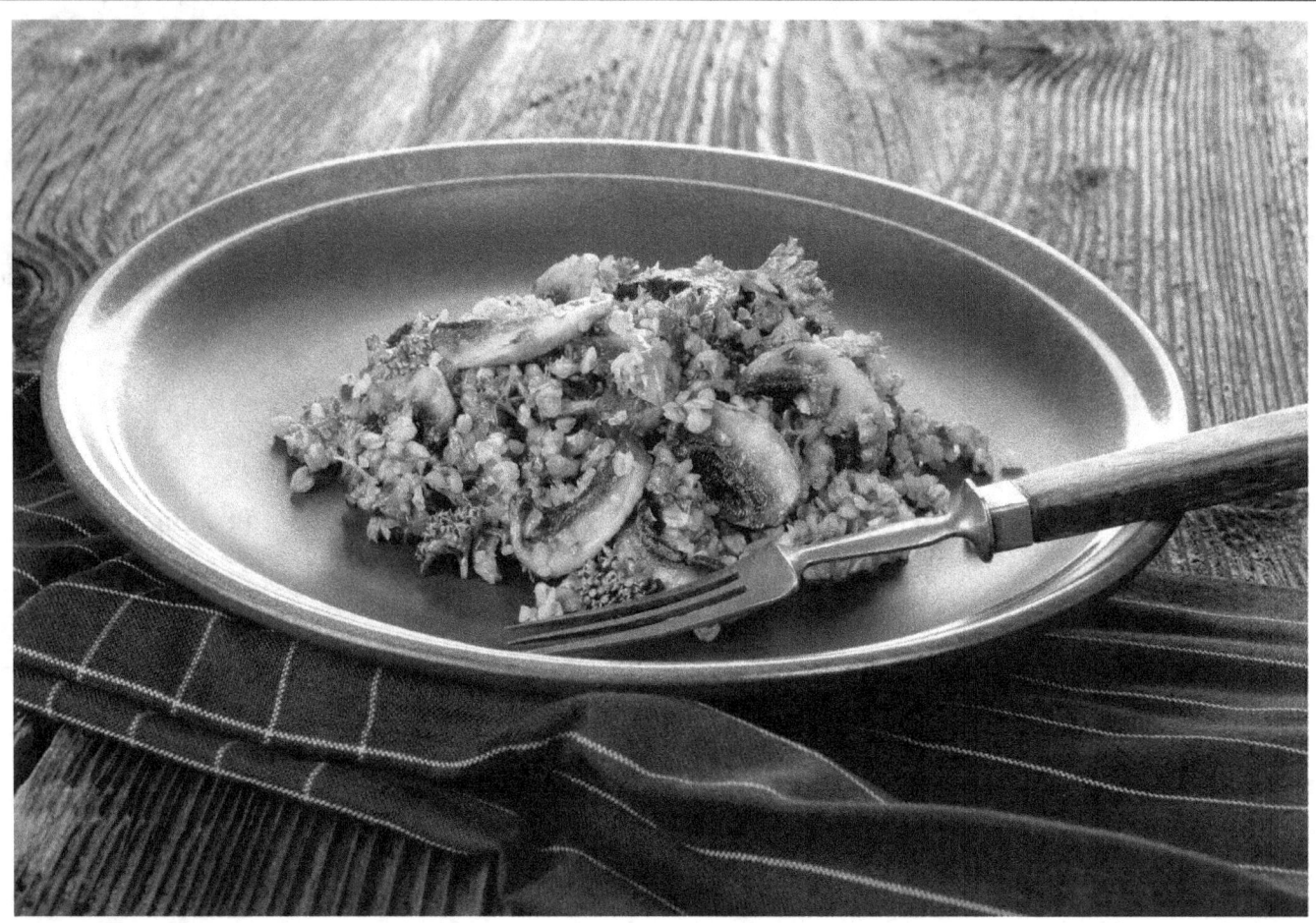

Zubereitungszeit: 10 Min | **Kochzeit:** 20 Min | **Portionen:** 2

Schwierigkeiten: Mittel

Zutaten

- 100 g Buchweizen
- 200 g Champignons, gesäubert und in Scheiben geschnitten
- 500 ml Gemüsebrühe
- 1 EL Olivenöl
- Eine Prise Meersalz und schwarzer Pfeffer

Zubereitung

1. Olivenöl in einem Topf erhitzen und die Champignons darin anbraten, bis sie leicht gebräunt sind.
2. Buchweizen hinzufügen und kurz mit den Pilzen anrösten.
3. Mit Gemüsebrühe auffüllen und zum Kochen bringen. Hitze reduzieren und 20 Minuten köcheln lassen, bis der Buchweizen weich ist und die Flüssigkeit fast vollständig aufgenommen hat.
4. Mit Meersalz und schwarzem Pfeffer abschmecken.
5. Warm servieren, eventuell mit frischen Kräutern garnieren.

Nährwerte (pro Portion): Kalorien 320 | Fett 8 g | Kohlenhydrate 54 g | Protein 10 g

32. Spinat-Falafel mit Tahini-Dressing

Zubereitungszeit: 15 Min | **Kochzeit:** 20 Min | **Portionen:** 2
Schwierigkeiten: Mittel

Zutaten

- 200 g Kichererbsen (gekocht oder aus der Dose, abgespült)
- 100 g frischer Spinat
- 2 EL Tahini
- 1 EL Olivenöl
- Saft von 1/2 Zitrone

Zubereitung

1. Kichererbsen und Spinat in einem Mixer zu einer gleichmäßigen Masse verarbeiten.
2. Kleine Bällchen formen und auf ein mit Backpapier ausgelegtes Backblech legen.
3. Bei 180°C 20 Minuten backen, bis die Falafel goldbraun sind.
4. Tahini, Olivenöl und Zitronensaft verrühren, um das Dressing herzustellen.
5. Falafel mit dem Tahini-Dressing servieren.

Nährwerte (pro Portion): Kalorien 350 | Fett 18 g | Kohlenhydrate 36 g | Protein 14 g

33. Geröstete Kichererbsen-Salat mit Avocado-Dressing

Zubereitungszeit: 10 Min | **Kochzeit:** 20 Min | **Portionen:** 2

Schwierigkeiten: Einfach

Zutaten

- 200 g Kichererbsen (gekocht oder aus der Dose, abgespült)
- 1 reife Avocado
- Saft von 1 Limette
- 1 EL Olivenöl
- Eine Handvoll gemischte Blattsalate

Zubereitung

1. Kichererbsen auf ein Backblech verteilen, mit Olivenöl beträufeln und bei 200°C 20 Minuten rösten, bis sie knusprig sind.
2. Für das Dressing Avocado, Limettensaft und ein wenig Wasser in einem Mixer cremig rühren.
3. Die gerösteten Kichererbsen über die Blattsalate geben und mit dem Avocado-Dressing servieren.

Nährwerte (pro Portion): Kalorien 380 | Fett 22 g | Kohlenhydrate 36 g | Protein 12 g

34. Veganes Sushi mit Quinoa und Gemüse

Zubereitungszeit: 20 Min | **Kochzeit:** 20 Min | **Portionen:** 2

Schwierigkeiten: Mittel

Zutaten

- 100 g Quinoa, gründlich gespült
- 2 Noriblätter
- 1/2 Gurke, in Streifen geschnitten
- 1 Karotte, in Streifen geschnitten
- 1 Avocado, in Streifen geschnitten

Zubereitung

1. Quinoa nach Packungsanleitung kochen und abkühlen lassen.
2. Ein Noriblatt auf eine Sushimatte legen und eine dünne Schicht Quinoa darauf verteilen, dabei an einem Rand etwa 2 cm frei lassen.

3. Gurke, Karotte und Avocado auf dem Quinoa anordnen.
4. Das Noriblatt vorsichtig aufrollen, dabei die Sushimatte nutzen, um die Rolle festzuziehen.
5. Die Rolle mit einem scharfen Messer in Sushi-Stücke schneiden.
6. Wiederholen für das zweite Noriblatt.
7. Sofort servieren, eventuell mit Sojasauce, Wasabi und eingelegtem Ingwer.

Nährwerte (pro Portion): Kalorien 280 | Fett 11 g | Kohlenhydrate 40 g | Protein 8 g

35. Rote Linsen-Dal mit Basmatireis

Zubereitungszeit: 10 Min | **Kochzeit:** 25 Min | **Portionen:** 2

Schwierigkeiten: Einfach

Zutaten

- 100 g rote Linsen
- 200 g Basmatireis
- 1 TL Kurkumapulver
- 1 TL Garam Masala
- 1 EL Olivenöl

Zubereitung

1. Basmatireis nach Packungsanweisung kochen und beiseite stellen.
2. In einem Topf Olivenöl erhitzen und Kurkumapulver sowie Garam Masala kurz anrösten.
3. Rote Linsen und 400 ml Wasser hinzufügen, zum Kochen bringen und 20 Minuten köcheln lassen, bis die Linsen weich sind.
4. Das Dal auf den gekochten Basmatireis geben und servieren.

Nährwerte (pro Portion): Kalorien 350 | Fett 5 g | Kohlenhydrate 60 g | Protein 14 g

36. Gefüllte Paprika mit Quinoa und Gemüse

Zubereitungszeit: 15 Min | **Kochzeit:** 25 Min | **Portionen:** 2

Schwierigkeiten: Mittel

Zutaten

- 2 rote Paprika, halbiert und entkernt

- 50 g Quinoa
- 100 g gemischtes Gemüse (Zucchini, Aubergine), gewürfelt
- 1 EL Olivenöl
- Eine Prise Meersalz und Pfeffer

Zubereitung

1. Quinoa nach Packungsanweisung kochen und beiseite stellen.
2. Gemüse in einer Pfanne mit Olivenöl anbraten, bis es weich ist. Mit Quinoa mischen und mit Salz und Pfeffer würzen.
3. Die Paprikahälften mit der Quinoa-Gemüsemischung füllen.
4. In einem vorgeheizten Ofen bei 180°C 25 Minuten backen, bis die Paprika weich ist.
5. Heiß servieren.

Nährwerte (pro Portion): Kalorien 250 | Fett 7 g | Kohlenhydrate 40 g | Protein 8 g

37. Brokkoli-Suppe mit Cashewcreme

Zubereitungszeit: 10 Min | **Kochzeit:** 20 Min | **Portionen:** 2

Schwierigkeiten: Einfach

Zutaten

- 200 g Brokkoli, in Röschen geschnitten
- 30 g Cashewnüsse, über Nacht eingeweicht
- 500 ml Gemüsebrühe
- 1 EL Olivenöl
- Eine Prise Meersalz

Zubereitung

1. Brokkoli in einem Topf mit Olivenöl 5 Minuten anbraten.
2. Gemüsebrühe hinzufügen und 15 Minuten köcheln lassen, bis der Brokkoli weich ist.
3. In der Zwischenzeit Cashewnüsse abgießen und mit etwas Wasser zu einer glatten Creme pürieren.
4. Die Suppe vom Herd nehmen, pürieren und die Cashewcreme unterrühren.
5. Mit Meersalz abschmecken und servieren.

Nährwerte (pro Portion): Kalorien 220 | Fett 14 g | Kohlenhydrate 18 g | Protein 6 g

38. Süßkartoffel-Boote mit grünem Salat

Zubereitungszeit: 10 Min | **Kochzeit:** 30 Min | **Portionen:** 2

Schwierigkeiten: Einfach

Zutaten

- 2 mittelgroße Süßkartoffeln
- 100 g gemischter grüner Salat (Rucola, Spinat)
- 2 EL Olivenöl
- Saft von 1/2 Zitrone
- Eine Prise Meersalz und Pfeffer

Zubereitung

1. Süßkartoffeln gründlich waschen und längs halbieren. Mit der Schnittfläche nach unten auf ein Backblech legen und bei 200°C 30 Minuten backen, bis sie weich sind.
2. In der Zwischenzeit den gemischten Salat mit Olivenöl, Zitronensaft, Salz und Pfeffer anmachen.
3. Die gebackenen Süßkartoffelhälften mit der Schnittfläche nach oben anrichten und den grünen Salat darauf verteilen.
4. Sofort servieren.

Nährwerte (pro Portion): Kalorien 280 | Fett 14 g | Kohlenhydrate 36 g | Protein 4 g

39. Avocado-Kichererbsen-Salat mit Zitronendressing

Zubereitungszeit: 10 Min | **Kochzeit:** 0 Min | **Portionen:** 2

Schwierigkeiten: Einfach

Zutaten

- 200 g Kichererbsen (gekocht oder aus der Dose, abgespült)
- 1 reife Avocado, gewürfelt
- Saft von 1 Zitrone
- 2 EL Olivenöl

- Eine Prise Meersalz und schwarzer Pfeffer

Zubereitung

1. Kichererbsen und Avocadowürfel in einer Schüssel mischen.
2. In einer kleinen Schüssel Zitronensaft, Olivenöl, Salz und Pfeffer verrühren, um das Dressing herzustellen.
3. Dressing über den Salat geben und gut vermischen.
4. Sofort servieren, ideal gekühlt.

Nährwerte (pro Portion): Kalorien 350 | Fett 22 g | Kohlenhydrate 30 g | Protein 10 g

40. Grünkohlsalat mit gerösteten Mandeln und Quinoa

Zubereitungszeit: 10 Min | **Kochzeit:** 20 Min | **Portionen:** 2
Schwierigkeiten: Einfach

Zutaten

- 100 g Grünkohl, grob gehackt
- 50 g Quinoa
- 30 g Mandeln, grob gehackt
- 2 EL Olivenöl
- Saft von 1/2 Zitrone

Zubereitung

1. Quinoa nach Packungsanleitung kochen und abkühlen lassen.
2. Mandeln in einer trockenen Pfanne bei mittlerer Hitze rösten, bis sie duften und leicht gebräunt sind.
3. Grünkohl, gekochten Quinoa und geröstete Mandeln in einer Schüssel vermischen.
4. Olivenöl und Zitronensaft darübergeben und gut umrühren.
5. Mit einer Prise Salz und Pfeffer abschmecken und servieren.

Nährwerte (pro Portion): Kalorien 320 | Fett 18 g | Kohlenhydrate 32 g | Protein 8 g

41. Vegane Minestrone mit Quinoa

Zubereitungszeit: 10 Min | **Kochzeit:** 30 Min | **Portionen:** 2

Schwierigkeiten: Mittel

Zutaten

- 50 g Quinoa
- 400 ml Gemüsebrühe
- 100 g gemischtes Gemüse (Karotten, Zucchini, Sellerie), gewürfelt
- 1 EL Tomatenmark
- 1 EL Olivenöl

Zubereitung

1. Olivenöl in einem Topf erhitzen und das Gemüse darin einige Minuten anbraten.
2. Tomatenmark hinzufügen und kurz mitrösten.
3. Mit Gemüsebrühe ablöschen und Quinoa einrühren.
4. Auf niedriger Stufe 20-25 Minuten köcheln lassen, bis das Gemüse weich und die Quinoa gar ist.
5. Heiß servieren, eventuell mit frischen Kräutern garnieren.

Nährwerte (pro Portion): Kalorien 240 | Fett 7 g | Kohlenhydrate 36 g | Protein 8 g

42. Gurken-Nudelsalat mit Erdnuss-Dressing

Zubereitungszeit: 15 Min | **Kochzeit:** 0 Min | **Portionen:** 2

Schwierigkeiten: Einfach

Zutaten

- 2 mittelgroße Gurken, in Nudeln geschnitten (Spiralschneider)
- 2 EL Erdnussbutter
- 1 EL Sojasauce
- Saft von 1 Limette
- 1 EL Ahornsirup

Zubereitung

1. Für das Dressing Erdnussbutter, Sojasauce, Limettensaft und Ahornsirup in einer Schüssel verrühren, bis eine glatte Masse entsteht.
2. Gurkennudeln in eine große Schüssel geben und das Dressing darüber gießen.

3. Alles gut vermischen, sodass die Gurkennudeln gleichmäßig mit dem Dressing bedeckt sind.
4. Sofort servieren oder für 30 Minuten im Kühlschrank kalt stellen, um die Aromen zu intensivieren.

Nährwerte (pro Portion): Kalorien 220 | Fett 14 g | Kohlenhydrate 20 g | Protein 6 g

43. Spinat-Quiche (vegan)

Zubereitungszeit: 15 Min | **Kochzeit:** 35 Min | **Portionen:** 2
Schwierigkeiten: Mittel

Zutaten
- 200 g frischer Spinat
- 100 g Kichererbsenmehl
- 300 ml Wasser
- 2 EL Olivenöl
- Eine Prise Salz und Muskatnuss

Zubereitung
1. Spinat in einem Topf mit etwas Wasser 5 Minuten dünsten, bis er zusammenfällt. Abtropfen lassen und grob hacken.
2. Kichererbsenmehl, Wasser, Olivenöl, Salz und eine Prise Muskatnuss verrühren, bis ein glatter Teig entsteht.
3. Spinat unterrühren.
4. Die Mischung in eine gefettete Backform geben und bei 180°C 35 Minuten backen, bis die Oberfläche fest und goldbraun ist.
5. Warm oder kalt servieren, ideal mit einem frischen Salat.

Nährwerte (pro Portion): Kalorien 320 | Fett 14 g | Kohlenhydrate 36 g | Protein 14 g

44. Kürbis-Suppe mit Kokosmilch

Zubereitungszeit: 15 Min | **Kochzeit:** 25 Min | **Portionen:** 2
Schwierigkeiten: Einfach

Zutaten

- 300 g Hokkaido-Kürbis, gewürfelt
- 200 ml Kokosmilch
- 300 ml Gemüsebrühe
- 1 EL Olivenöl
- Eine Prise Salz und gemahlener Ingwer

Zubereitung

1. Olivenöl in einem Topf erhitzen und die Kürbiswürfel darin 5 Minuten anbraten.
2. Mit Gemüsebrühe ablöschen und zum Kochen bringen. Den Kürbis weich kochen.
3. Kokosmilch hinzufügen und mit Salz und Ingwer würzen.
4. Die Suppe mit einem Stabmixer pürieren, bis sie eine glatte Konsistenz hat.
5. Heiß servieren, eventuell mit einem Klecks Kokosmilch und Kürbiskernen garnieren.

Nährwerte (pro Portion): Kalorien 280 | Fett 22 g | Kohlenhydrate 20 g | Protein 4 g

45. Gemüse-Curry mit Basmatireis

Zubereitungszeit: 10 Min | **Kochzeit:** 20 Min | **Portionen:** 2

Schwierigkeiten: Einfach

Zutaten

- 200 g gemischtes Gemüse (Karotten, Brokkoli, Paprika), gewürfelt
- 150 g Basmatireis
- 200 ml Kokosmilch
- 1 EL Currypulver
- 1 EL Olivenöl

Zubereitung

1. Basmatireis nach Packungsanweisung kochen und beiseite stellen.
2. Olivenöl in einer Pfanne erhitzen und das Gemüse darin 5 Minuten anbraten.
3. Currypulver hinzufügen und kurz mit anbraten, um die Aromen freizusetzen.
4. Mit Kokosmilch ablöschen und 15 Minuten köcheln lassen, bis das Gemüse weich ist.
5. Das Curry über den gekochten Basmatireis geben und servieren.

Nährwerte (pro Portion): Kalorien 350 | Fett 18 g | Kohlenhydrate 42 g | Protein 6 g

46. Bunter Gemüsesalat mit Quinoaprotein

Zubereitungszeit: 15 Min | **Kochzeit:** 20 Min | **Portionen:** 2

Schwierigkeiten: Einfach

Zutaten

- 50 g Quinoa
- 200 g gemischtes Gemüse (Gurke, Tomaten, rote Paprika), gewürfelt
- 2 EL Olivenöl
- Saft von 1/2 Zitrone
- Eine Prise Salz und schwarzer Pfeffer

Zubereitung

1. Quinoa nach Packungsanweisung kochen und abkühlen lassen.
2. Das gekochte Quinoa mit dem gewürfelten Gemüse in einer großen Schüssel vermischen.
3. Olivenöl, Zitronensaft, Salz und Pfeffer hinzufügen und alles gut vermischen.
4. Den Salat kalt stellen oder sofort servieren.

Nährwerte (pro Portion): Kalorien 280 | Fett 14 g | Kohlenhydrate 34 g | Protein 8 g

47. Zucchini-Lasagne mit Cashew-Ricotta

Zubereitungszeit: 20 Min | **Kochzeit:** 40 Min | **Portionen:** 2

Schwierigkeiten: Mittel

Zutaten

- 2 Zucchini, längs in dünne Scheiben geschnitten
- 100 g Cashewnüsse, über Nacht eingeweicht
- 1 Knoblauchzehe, fein gehackt
- 1 EL Hefeflocken
- Eine Prise Salz und Pfeffer

Zubereitung

1. Den Ofen auf 180°C vorheizen.

2. Für den Cashew-Ricotta die eingeweichten Cashewnüsse abtropfen lassen und mit Knoblauch, Hefeflocken, Salz und etwas Wasser in einem Mixer zu einer glatten Masse pürieren.
3. Eine Schicht Zucchinischeiben in eine Auflaufform legen, darauf eine Schicht Cashew-Ricotta geben. Die Schichten wiederholen, bis alle Zutaten aufgebraucht sind.
4. Die Lasagne 40 Minuten backen, bis die Oberfläche leicht gebräunt ist.
5. Warm servieren.

Nährwerte (pro Portion): Kalorien 320 | Fett 22 g | Kohlenhydrate 24 g | Protein 10 g

48. Gemüse-Paella mit Safran und Artischocken

Zubereitungszeit: 15 Min | **Kochzeit:** 30 Min | **Portionen:** 2
Schwierigkeiten: Mittel

Zutaten

- 100 g Paella-Reis
- 200 g gemischtes Gemüse (Erbsen, Paprika, Artischockenherzen), gewürfelt
- 1 Prise Safranfäden
- 500 ml Gemüsebrühe
- 1 EL Olivenöl

Zubereitung

1. Olivenöl in einer großen Pfanne erhitzen und das Gemüse darin 5 Minuten anbraten.
2. Reis und Safran hinzufügen, kurz mit anbraten.
3. Mit Gemüsebrühe auffüllen und auf niedriger Stufe 25-30 Minuten köcheln lassen, bis der Reis gar ist und die Flüssigkeit aufgesogen wurde.
4. Heiß servieren, eventuell mit frischen Kräutern garnieren.

Nährwerte (pro Portion): Kalorien 350 | Fett 7 g | Kohlenhydrate 64 g | Protein 8 g

49. Kichererbsen-Curry mit Spinat

Zubereitungszeit: 10 Min | **Kochzeit:** 20 Min | **Portionen:** 2
Schwierigkeiten: Einfach

Zutaten

- 200 g Kichererbsen (gekocht oder aus der Dose, abgespült)
- 200 g frischer Spinat, grob gehackt
- 200 ml Kokosmilch
- 1 EL Currypulver
- 1 EL Olivenöl

Zubereitung

1. Olivenöl in einem Topf erhitzen und das Currypulver kurz anrösten, um die Aromen freizusetzen.
2. Kichererbsen und Kokosmilch hinzufügen, zum Kochen bringen und 10 Minuten leicht köcheln lassen.
3. Den Spinat hinzufügen und weiterköcheln, bis er zusammenfällt, etwa 5 Minuten.
4. Mit Salz abschmecken und warm servieren, ideal mit einer Beilage von Basmatireis oder Naanbrot.

Nährwerte (pro Portion): Kalorien 360 | Fett 18 g | Kohlenhydrate 36 g | Protein 12 g

50. Auberginen-Röllchen mit Cashew-Füllung

Zubereitungszeit: 20 Min | **Kochzeit:** 20 Min | **Portionen:** 2

Schwierigkeiten: Mittel

Zutaten

- 1 große Aubergine, in lange, dünne Scheiben geschnitten
- 100 g Cashewnüsse, über Nacht eingeweicht und abgetropft
- 1 Knoblauchzehe, fein gehackt
- 2 EL Hefeflocken
- 1 EL Olivenöl
- Eine Prise Salz und schwarzer Pfeffer

Zubereitung

1. Den Ofen auf 180°C vorheizen.

2. Auberginenscheiben mit Olivenöl bestreichen, mit Salz und Pfeffer würzen und auf ein Backblech legen. Im Ofen 10 Minuten backen, bis sie weich sind.
3. Für die Füllung Cashewnüsse, Knoblauch und Hefeflocken in einem Mixer zu einer glatten Masse pürieren. Bei Bedarf etwas Wasser hinzufügen, um die gewünschte Konsistenz zu erreichen.
4. Jede Auberginenscheibe mit der Cashew-Mischung bestreichen, aufrollen und mit der Nahtseite nach unten in eine Auflaufform legen.
5. Die Röllchen für weitere 10 Minuten backen, bis sie heiß sind und die Oberfläche leicht gebräunt ist.
6. Warm servieren, ideal mit einem frischen Salat oder Quinoa als Beilage.

Nährwerte (pro Portion): Kalorien 320 | Fett 22 g | Kohlenhydrate 24 g | Protein 10 g

Kapitel 6: Abendessen

Ideen für leckere und einfache basische Abendessen

51. Gefüllte Süßkartoffeln mit Linsen und Grünkohl

Zubereitungszeit: 10 Min | **Kochzeit:** 45 Min | **Portionen:** 2

Schwierigkeiten: Einfach

Zutaten

- 2 mittelgroße Süßkartoffeln
- 100 g grüne Linsen, vorgekocht
- 100 g Grünkohl, grob gehackt
- 1 EL Olivenöl
- Eine Prise Salz und schwarzer Pfeffer

Zubereitung

1. Süßkartoffeln gründlich waschen und mit einer Gabel mehrmals einstechen. Bei 200°C im vorgeheizten Ofen für etwa 45 Minuten backen, bis sie weich sind.
2. In der Zwischenzeit Olivenöl in einer Pfanne erhitzen und den Grünkohl einige Minuten anbraten, bis er leicht welk wird. Die vorgekochten Linsen hinzufügen und mit Salz und Pfeffer würzen.
3. Die gebackenen Süßkartoffeln längs einschneiden und vorsichtig aufklappen. Die Linsen-Grünkohl-Mischung darauf verteilen.
4. Sofort servieren.

Nährwerte (pro Portion): Kalorien 320 | Fett 7 g | Kohlenhydrate 55 g | Protein 10 g

52. Spaghetti aus Zucchini mit Tomaten-Basilikum-Sauce

Zubereitungszeit: 15 Min | **Kochzeit:** 10 Min | **Portionen:** 2

Schwierigkeiten: Einfach

Zutaten

- 2 große Zucchini, zu Spaghetti geschnitten (Spiralschneider)

- 200 g Tomaten, gewürfelt
- 1 EL Olivenöl
- Frischer Basilikum, gehackt
- Eine Prise Salz

Zubereitung

1. Olivenöl in einer Pfanne erhitzen und die Tomatenwürfel etwa 5 Minuten köcheln lassen, bis sie weich werden.
2. Gehackten Basilikum unterrühren und mit Salz abschmecken.
3. Die Zucchinispaghetti in die Pfanne geben, alles gut vermischen und 2-3 Minuten erhitzen, bis die Zucchini leicht weich ist.
4. Sofort servieren, garniert mit frischem Basilikum.

Nährwerte (pro Portion): Kalorien 120 | Fett 7 g | Kohlenhydrate 12 g | Protein 3 g

53. Geröstetes Gemüse mit Quinoa und Tahini-Dressing

Zubereitungszeit: 15 Min | **Kochzeit:** 25 Min | **Portionen:** 2

Schwierigkeiten: Mittel

Zutaten

- 200 g gemischtes Gemüse (Paprika, Zucchini, Aubergine), gewürfelt
- 100 g Quinoa
- 2 EL Tahini
- 1 EL Zitronensaft
- Eine Prise Salz

Zubereitung

1. Gemüse auf ein Backblech geben, mit Olivenöl beträufeln und bei 200°C für 25 Minuten rösten, bis es weich und leicht karamellisiert ist.
2. Quinoa nach Packungsanweisung kochen und beiseite stellen.
3. Tahini, Zitronensaft und Salz zu einem glatten Dressing verrühren.
4. Das geröstete Gemüse mit dem Quinoa in einer Schüssel vermischen und das Tahini-Dressing darübergeben.

5. Gut umrühren und sofort servieren.

Nährwerte (pro Portion): Kalorien 350 | Fett 14 g | Kohlenhydrate 48 g | Protein 12 g

54. Veganer Shepherd's Pie mit Linsen

Zubereitungszeit: 20 Min | **Kochzeit:** 30 Min | **Portionen:** 2

Schwierigkeiten: Mittel

Zutaten

- 200 g vorgekochte grüne Linsen
- 300 g Kartoffeln, geschält und gewürfelt
- 1 EL Olivenöl
- Eine Prise Salz und Pfeffer
- 2 EL Hefeflocken (für den "käsigen" Geschmack)

Zubereitung

1. Kartoffeln in Salzwasser kochen, bis sie weich sind. Abgießen und zu einem glatten Püree stampfen. Hefeflocken unterrühren und mit Salz und Pfeffer abschmecken.
2. In einer Pfanne Olivenöl erhitzen und die Linsen einige Minuten anbraten. Mit Salz und Pfeffer würzen.
3. Eine Auflaufform mit den Linsen als untere Schicht füllen, darauf das Kartoffelpüree verteilen.
4. Bei 200°C für 20 Minuten backen, bis die Oberfläche leicht gebräunt ist.
5. Heiß servieren.

Nährwerte (pro Portion): Kalorien 380 | Fett 7 g | Kohlenhydrate 62 g | Protein 18 g

55. Auberginen-Pilz-Bolognese mit Vollkornpasta

Zubereitungszeit: 15 Min | **Kochzeit:** 20 Min | **Portionen:** 2

Schwierigkeiten: Einfach

Zutaten

- 150 g Vollkornpasta
- 1 mittelgroße Aubergine, gewürfelt

- 100 g Champignons, geschnitten
- 200 g passierte Tomaten
- 1 EL Olivenöl

Zubereitung

1. Pasta nach Packungsanweisung in Salzwasser kochen.
2. Olivenöl in einer Pfanne erhitzen. Aubergine und Champignons hinzufügen und anbraten, bis sie weich sind.
3. Passierte Tomaten dazugeben und die Sauce 10 Minuten köcheln lassen. Mit Salz und Pfeffer abschmecken.
4. Die Sauce über die gekochte Pasta geben und servieren.

Nährwerte (pro Portion): Kalorien 340 | Fett 7 g | Kohlenhydrate 58 g | Protein 12 g

56. Cremige Kokos-Linsen mit Blumenkohlreis

Zubereitungszeit: 15 Min | **Kochzeit:** 20 Min | **Portionen:** 2
Schwierigkeiten: Einfach

Zutaten

- 100 g rote Linsen
- 200 g Blumenkohl, in Röschen
- 200 ml Kokosmilch
- 1 EL Currypulver
- 1 EL Olivenöl

Zubereitung

1. Blumenkohl in einem Mixer zerkleinern, bis die Konsistenz von Reiskörnern erreicht ist.
2. In einer Pfanne Olivenöl erhitzen und den "Blumenkohlreis" 5 Minuten anbraten. Beiseite stellen.
3. In derselben Pfanne rote Linsen, Kokosmilch und Currypulver hinzufügen. Zum Kochen bringen und 15 Minuten köcheln lassen, bis die Linsen weich sind.
4. Die Kokos-Linsen über den Blumenkohlreis geben und servieren.

Nährwerte (pro Portion): Kalorien 370 | Fett 18 g | Kohlenhydrate 42 g | Protein 14 g

57. Gerösteter Blumenkohl mit Zitronen-Kapern-Sauce

Zubereitungszeit: 10 Min | **Kochzeit:** 25 Min | **Portionen:** 2

Schwierigkeiten: Einfach

Zutaten

- 1 mittelgroßer Blumenkohl, in Röschen
- 2 EL Kapern, abgespült
- Saft von 1 Zitrone
- 2 EL Olivenöl
- Eine Prise Salz

Zubereitung

1. Blumenkohlröschen auf ein Backblech legen, mit 1 EL Olivenöl beträufeln und salzen. Bei 200°C 25 Minuten rösten, bis sie goldbraun sind.
2. In einer kleinen Schüssel Kapern, Zitronensaft und den restlichen Olivenöl verrühren.
3. Die gerösteten Blumenkohlröschen mit der Zitronen-Kapern-Sauce beträufeln und servieren.

Nährwerte (pro Portion): Kalorien 160 | Fett 14 g | Kohlenhydrate 8 g | Protein 4 g

58. Pilzrisotto mit Gerste und Spinat

Zubereitungszeit: 10 Min | **Kochzeit:** 30 Min | **Portionen:** 2

Schwierigkeiten: Mittel

Zutaten

- 100 g Gerste, vorgekocht
- 200 g Champignons, geschnitten
- 100 g frischer Spinat
- 1 EL Olivenöl
- 500 ml Gemüsebrühe

Zubereitung

1. In einem Topf Olivenöl erhitzen und die Champignons einige Minuten anbraten.

2. Vorgekochte Gerste und Gemüsebrühe hinzufügen. Auf niedriger Stufe 20 Minuten köcheln lassen, gelegentlich umrühren.
3. Spinat in den letzten 5 Minuten hinzufügen und unterrühren, bis er welk ist.
4. Warm servieren, mit frischem Pfeffer abschmecken.

Nährwerte (pro Portion): Kalorien 280 | Fett 7 g | Kohlenhydrate 46 g | Protein 10 g

59. Süßkartoffel- und Kichererbsen-Eintopf

Zubereitungszeit: 15 Min | **Kochzeit:** 25 Min | **Portionen:** 2

Schwierigkeiten: Einfach

Zutaten

- 200 g Süßkartoffeln, gewürfelt
- 200 g Kichererbsen (gekocht oder aus der Dose, abgespült)
- 400 ml Gemüsebrühe
- 1 EL Currypulver
- 1 EL Olivenöl

Zubereitung

1. Olivenöl in einem Topf erhitzen und die Süßkartoffelwürfel 5 Minuten anbraten.
2. Currypulver hinzufügen und kurz mitrösten.
3. Kichererbsen und Gemüsebrühe dazugeben, zum Kochen bringen und 20 Minuten köcheln lassen, bis die Süßkartoffeln weich sind.
4. Mit Salz abschmecken und heiß servieren.

Nährwerte (pro Portion): Kalorien 330 | Fett 7 g | Kohlenhydrate 56 g | Protein 10 g

60. Vegane Paella mit Meeresgemüse

Zubereitungszeit: 20 Min | **Kochzeit:** 30 Min | **Portionen:** 2

Schwierigkeiten: Mittel

Zutaten

- 150 g Paella-Reis
- 200 g gemischtes Meeresgemüse (z.B. Algen, Seetang), vorbereitet

- 1 rote Paprika, in Streifen
- 1 EL Olivenöl
- Eine Prise Safranfäden

Zubereitung

1. Olivenöl in einer Paellapfanne oder großen Pfanne erhitzen und die Paprikastreifen anbraten.
2. Reis hinzufügen und kurz mitbraten, bis er glasig wird.
3. Meeresgemüse und Safran dazugeben, mit Gemüsebrühe auffüllen und 30 Minuten köcheln lassen, bis der Reis gar ist und die Flüssigkeit aufgesogen wurde.
4. Vor dem Servieren kurz ruhen lassen.

Nährwerte (pro Portion): Kalorien 350 | Fett 7 g | Kohlenhydrate 64 g | Protein 8 g

61. Grünkohl-Pilz-Stroganoff

Zubereitungszeit: 15 Min | **Kochzeit:** 20 Min | **Portionen:** 2

Schwierigkeiten: Einfach

Zutaten

- 200 g Champignons, geschnitten
- 100 g Grünkohl, grob gehackt
- 200 ml Kokosmilch
- 1 EL Tomatenmark
- 1 EL Olivenöl

Zubereitung

1. Olivenöl in einer Pfanne erhitzen und die Champignons anbraten, bis sie weich sind.
2. Grünkohl hinzufügen und weiterbraten, bis er welk wird.
3. Tomatenmark und Kokosmilch einrühren, mit Salz und Pfeffer würzen und 10 Minuten köcheln lassen.
4. Heiß servieren, idealerweise mit Vollkornnudeln oder -reis.

Nährwerte (pro Portion): Kalorien 280 | Fett 22 g | Kohlenhydrate 18 g | Protein 6 g

62. Ratatouille mit Hirse

Zubereitungszeit: 15 Min | **Kochzeit:** 30 Min | **Portionen:** 2

Schwierigkeiten: Mittel

Zutaten

- 100 g Hirse
- 200 g Zucchini, gewürfelt
- 200 g Aubergine, gewürfelt
- 200 g Tomaten, gewürfelt
- 1 EL Olivenöl

Zubereitung

1. Hirse nach Packungsanleitung kochen und beiseite stellen.
2. Olivenöl in einem Topf erhitzen und Zucchini sowie Aubergine anbraten, bis sie beginnen weich zu werden.
3. Tomaten hinzufügen und alles 20 Minuten köcheln lassen, bis das Gemüse weich ist und eine Sauce entsteht.
4. Mit Salz und Pfeffer abschmecken und über die gekochte Hirse servieren.

Nährwerte (pro Portion): Kalorien 320 | Fett 7 g | Kohlenhydrate 54 g | Protein 8 g

63. Schwarze Bohnen-Burger mit Avocado-Creme

Zubereitungszeit: 20 Min | **Kochzeit:** 10 Min | **Portionen:** 2

Schwierigkeiten: Mittel

Zutaten

- 200 g schwarze Bohnen (gekocht oder aus der Dose, abgespült)
- 1 reife Avocado
- 2 EL Hafermehl
- 1 EL Olivenöl
- Eine Prise Salz und schwarzer Pfeffer

Zubereitung

1. Schwarze Bohnen mit einer Gabel zerdrücken und mit Hafermehl, Salz und Pfeffer vermischen, bis eine formbare Masse entsteht.
2. Aus der Masse zwei Burger formen und in Olivenöl von beiden Seiten je 5 Minuten braten, bis sie außen knusprig sind.
3. Die Avocado zerdrücken und mit Salz und Pfeffer würzen, um eine einfache Avocado-Creme herzustellen.
4. Die Burger auf Teller legen, mit der Avocado-Creme toppen und servieren.

Nährwerte (pro Portion): Kalorien 360 | Fett 18 g | Kohlenhydrate 42 g | Protein 12 g

64. Kürbis-Gnocchi mit Salbeibutter

Zubereitungszeit: 30 Min | **Kochzeit:** 20 Min | **Portionen:** 2
Schwierigkeiten: Mittel

Zutaten

- 200 g Kürbispüree (aus Hokkaido-Kürbis)
- 100 g Dinkelmehl
- 2 EL Olivenöl
- Frische Salbeiblätter
- Eine Prise Salz

Zubereitung

1. Kürbispüree in einer Schüssel mit Dinkelmehl und einer Prise Salz vermischen, bis ein formbarer Teig entsteht.
2. Kleine Gnocchi formen und in kochendem Salzwasser garen, bis sie an die Oberfläche steigen.
3. In einer Pfanne Olivenöl erhitzen und Salbeiblätter darin kurz anbraten, bis sie knusprig sind.
4. Die gekochten Gnocchi in die Pfanne geben, schwenken, um sie mit der Salbeibutter zu überziehen.
5. Heiß servieren, mit frischem Salbei garnieren.

Nährwerte (pro Portion): Kalorien 380 | Fett 14 g | Kohlenhydrate 56 g | Protein 8 g

65. Vegane Lasagne mit Zucchini und Tofu-Ricotta

Zubereitungszeit: 20 Min | **Kochzeit:** 40 Min | **Portionen:** 2

Schwierigkeiten: Mittel

Zutaten

- 2 Zucchini, in dünne Scheiben geschnitten
- 200 g Tofu, zerbröselt
- 1 EL Olivenöl
- 200 g passierte Tomaten
- 1 EL Hefeflocken

Zubereitung

1. Tofu mit Hefeflocken und einer Prise Salz vermischen, um den Tofu-Ricotta herzustellen.
2. In einer Auflaufform abwechselnd Schichten aus Zucchinischeiben, Tofu-Ricotta und passierten Tomaten anlegen.
3. Mit Olivenöl beträufeln und bei 180°C für 40 Minuten backen, bis die Oberfläche goldbraun ist.
4. Warm servieren, ideal mit einem frischen grünen Salat.

Nährwerte (pro Portion): Kalorien 320 | Fett 14 g | Kohlenhydrate 32 g | Protein 20 g

66. Marokkanischer Gemüsetajine mit Quinoa

Zubereitungszeit: 20 Min | **Kochzeit:** 30 Min | **Portionen:** 2

Schwierigkeiten: Mittel

Zutaten

- 100 g Quinoa
- 200 g gemischtes Gemüse (Karotten, Zucchini, Kichererbsen)
- 1 EL Olivenöl
- 1 TL Ras el Hanout (marokkanische Gewürzmischung)
- 400 ml Gemüsebrühe

Zubereitung

1. Quinoa nach Packungsanweisung kochen und beiseite stellen.

2. Olivenöl in einem Topf erhitzen und das Gemüse mit Ras el Hanout einige Minuten anbraten.
3. Mit Gemüsebrühe auffüllen und 30 Minuten köcheln lassen, bis das Gemüse weich ist.
4. Den Gemüsetajine über die gekochte Quinoa geben und servieren.

Nährwerte (pro Portion): Kalorien 360 | Fett 10 g | Kohlenhydrate 56 g | Protein 12 g

67. Gemüse-Tempura mit Dipp-Sauce

Zubereitungszeit: 20 Min | **Kochzeit:** 10 Min | **Portionen:** 2

Schwierigkeiten: Mittel

Zutaten

- 200 g gemischtes Gemüse (Brokkoli, Süßkartoffel, Paprika), in Bissen
- 100 g Dinkelmehl
- 150 ml Sprudelwasser
- 1 EL Sojasauce
- 1 EL Olivenöl

Zubereitung

1. Dinkelmehl und Sprudelwasser zu einem glatten Teig verrühren.
2. Gemüsestücke durch den Teig ziehen und in heißem Olivenöl frittieren, bis sie goldbraun sind.
3. Auf Küchenpapier abtropfen lassen.
4. Sojasauce als Dipp-Sauce zum Tempura servieren.

Nährwerte (pro Portion): Kalorien 320 | Fett 10 g | Kohlenhydrate 48 g | Protein 8 g

68. Pilz- und Spinat-Quiche (vegan)

Zubereitungszeit: 20 Min | **Kochzeit:** 30 Min | **Portionen:** 2

Schwierigkeiten: Mittel

Zutaten

- 200 g Champignons, geschnitten
- 100 g frischer Spinat

- 150 g Kichererbsenmehl
- 300 ml Wasser
- 1 EL Olivenöl

Zubereitung

1. Kichererbsenmehl und Wasser verrühren, um einen flüssigen Teig herzustellen. Salzen und beiseite stellen.
2. Olivenöl in einer Pfanne erhitzen, Champignons und Spinat dazugeben und 5 Minuten anbraten.
3. Gemüse in eine Backform geben und den Kichererbsenteig darüber gießen.
4. Bei 180°C für 30 Minuten backen, bis die Quiche fest ist.
5. Warm servieren, ideal mit einem Beilagensalat.

Nährwerte (pro Portion): Kalorien 330 | Fett 10 g | Kohlenhydrate 44 g | Protein 18 g

69. Geröstete Kichererbsen mit Gemüse-Couscous

Zubereitungszeit: 15 Min | **Kochzeit:** 20 Min | **Portionen:** 2

Schwierigkeiten: Einfach

Zutaten

- 200 g Kichererbsen (gekocht oder aus der Dose, abgespült)
- 100 g Couscous
- 200 g gemischtes Gemüse (Karotten, Zucchini, Paprika), fein gewürfelt
- 1 EL Olivenöl
- 1 TL Kreuzkümmel

Zubereitung

1. Kichererbsen mit Olivenöl und Kreuzkümmel vermischen und auf einem Backblech verteilen. Bei 200°C für 20 Minuten rösten, bis sie knusprig sind.
2. Couscous nach Packungsanleitung mit heißem Wasser zubereiten und aufquellen lassen.
3. Das Gemüse in einer Pfanne mit etwas Olivenöl dünsten, bis es weich ist.
4. Couscous und Gemüse in einer Schüssel vermischen, die gerösteten Kichererbsen darübergeben.

5. Warm oder kalt servieren.

Nährwerte (pro Portion): Kalorien 360 | Fett 8 g | Kohlenhydrate 58 g | Protein 14 g

70. Auberginen-Türmchen mit Tomatensauce

Zubereitungszeit: 20 Min | **Kochzeit:** 30 Min | **Portionen:** 2

Schwierigkeiten: Mittel

Zutaten

- 1 große Aubergine, in Scheiben geschnitten
- 200 g passierte Tomaten
- 1 EL Olivenöl
- Frischer Basilikum
- Eine Prise Salz und schwarzer Pfeffer

Zubereitung

1. Auberginenscheiben mit Olivenöl bestreichen und auf ein Backblech legen. Bei 200°C für 20 Minuten backen, bis sie weich sind.
2. In einer Pfanne die passierten Tomaten mit Salz und Pfeffer erwärmen.
3. Auberginenscheiben schichtweise mit Tomatensauce und frischem Basilikum zu Türmchen aufbauen.
4. Vor dem Servieren nochmals kurz im Ofen erwärmen.

Nährwerte (pro Portion): Kalorien 180 | Fett 7 g | Kohlenhydrate 26 g | Protein 4 g

71. Italienischer Gemüseauflauf mit Polenta

Zubereitungszeit: 15 Min | **Kochzeit:** 40 Min | **Portionen:** 2

Schwierigkeiten: Mittel

Zutaten

- 100 g Polenta
- 200 g gemischtes italienisches Gemüse (Zucchini, Paprika, Tomaten), in Scheiben
- 1 EL Olivenöl
- 2 EL Hefeflocken

- Eine Prise Salz und italienische Kräuter

Zubereitung

1. Polenta nach Packungsanleitung mit Wasser und einer Prise Salz kochen, bis sie dickflüssig ist. Dann in eine gefettete Backform geben und glatt streichen.
2. Gemüse in Olivenöl und italienischen Kräutern marinieren und auf der Polenta schichten.
3. Mit Hefeflocken bestreuen und bei 180°C für 20 Minuten backen, bis das Gemüse weich und die Oberfläche golden ist.
4. Heiß servieren, garniert mit frischen Kräutern.

Nährwerte (pro Portion): Kalorien 280 | Fett 10 g | Kohlenhydrate 40 g | Protein 8 g

72. Vegane Fajitas mit Guacamole

Zubereitungszeit: 20 Min | **Kochzeit:** 10 Min | **Portionen:** 2

Schwierigkeiten: Einfach

Zutaten

- 200 g gemischtes Gemüse (Paprika, Zwiebel, Pilze), in Streifen
- 2 Vollkorn-Tortillas
- 1 reife Avocado
- 1 EL Limettensaft
- 1 EL Olivenöl

Zubereitung

1. Gemüsestreifen in Olivenöl scharf anbraten, bis sie weich und leicht gebräunt sind.
2. Avocado zerdrücken und mit Limettensaft und einer Prise Salz zu Guacamole verarbeiten.
3. Die Gemüsestreifen auf die Tortillas verteilen, mit Guacamole toppen und die Tortillas einrollen.
4. Sofort servieren, begleitet von einer extra Portion Guacamole.

Nährwerte (pro Portion): Kalorien 320 | Fett 18 g | Kohlenhydrate 36 g | Protein 6 g

73. Kürbis-Spinat-Curry mit Kokosmilch

Zubereitungszeit: 15 Min | **Kochzeit:** 25 Min | **Portionen:** 2

Schwierigkeiten: Einfach

Zutaten

- 200 g Kürbis, gewürfelt
- 100 g frischer Spinat
- 200 ml Kokosmilch
- 1 EL Currypulver
- 1 EL Olivenöl

Zubereitung

1. Olivenöl in einem Topf erhitzen und den Kürbis mit Currypulver einige Minuten anbraten.
2. Kokosmilch dazugeben und zum Kochen bringen. 20 Minuten köcheln lassen, bis der Kürbis fast weich ist.
3. Spinat hinzufügen und weitere 5 Minuten kochen, bis er welk ist.
4. Mit Salz abschmecken und heiß servieren, idealerweise mit Basmatireis oder Naan.

Nährwerte (pro Portion): Kalorien 290 | Fett 22 g | Kohlenhydrate 22 g | Protein 4 g

74. Gebackene Tofu-Sticks mit Gemüse-Nudeln

Zubereitungszeit: 20 Min | **Kochzeit:** 25 Min | **Portionen:** 2

Schwierigkeiten: Einfach

Zutaten

- 200 g fester Tofu, in Sticks geschnitten
- 2 Zucchini, zu Nudeln gespiralisiert
- 1 EL Olivenöl
- 2 EL Sojasauce
- Eine Prise Paprikapulver

Zubereitung

1. Tofu-Sticks mit Sojasauce und Paprikapulver marinieren. Auf einem mit Backpapier ausgelegten Backblech verteilen und bei 200°C 25 Minuten backen, bis sie knusprig sind.
2. In der Zwischenzeit Olivenöl in einer Pfanne erhitzen und die Zucchininudeln 5 Minuten anbraten, bis sie weich sind.

3. Die gebackenen Tofu-Sticks auf den Zucchininudeln anrichten und servieren.

Nährwerte (pro Portion): Kalorien 250 | Fett 15 g | Kohlenhydrate 10 g | Protein 20 g

75. Rote-Bete-Carpaccio mit Rucola und Nüssen

Zubereitungszeit: 15 Min | **Kochzeit:** 0 Min | **Portionen:** 2

Schwierigkeiten: Einfach

Zutaten

- 200 g vorgekochte Rote Bete, in dünne Scheiben geschnitten
- 50 g Rucola
- 30 g gemischte Nüsse (z.B. Walnüsse, Haselnüsse), grob gehackt
- 2 EL Olivenöl
- 1 EL Balsamico-Essig

Zubereitung

1. Rote-Bete-Scheiben auf zwei Tellern auslegen.
2. Rucola waschen, trocknen und über die Rote Bete verteilen.
3. Nüsse darüber streuen.
4. Mit Olivenöl und Balsamico-Essig beträufeln und servieren.

Nährwerte (pro Portion): Kalorien 220 | Fett 18 g | Kohlenhydrate 12 g | Protein 4 g

Kapitel 7: Zwischenmahlzeiten und Desserts

Basische Snacks und Desserts, die den süßen Zahn stillen

76. Geröstete Kürbiskerne mit Meersalz

Zubereitungszeit: 5 Min | **Kochzeit:** 10 Min | **Portionen:** 2
Schwierigkeiten: Einfach

Zutaten

- 100 g Kürbiskerne
- 1/2 TL Meersalz
- 1 TL Olivenöl

Zubereitung

1. Kürbiskerne mit Olivenöl mischen und auf einem mit Backpapier belegten Backblech verteilen.
2. Im vorgeheizten Ofen bei 180°C für etwa 10 Minuten rösten, bis sie knusprig sind.
3. Noch warm mit Meersalz bestreuen und servieren.

Nährwerte (pro Portion): Kalorien 180 | Fett 15 g | Kohlenhydrate 3 g | Protein 9 g

77. Avocado-Schokoladen-Mousse

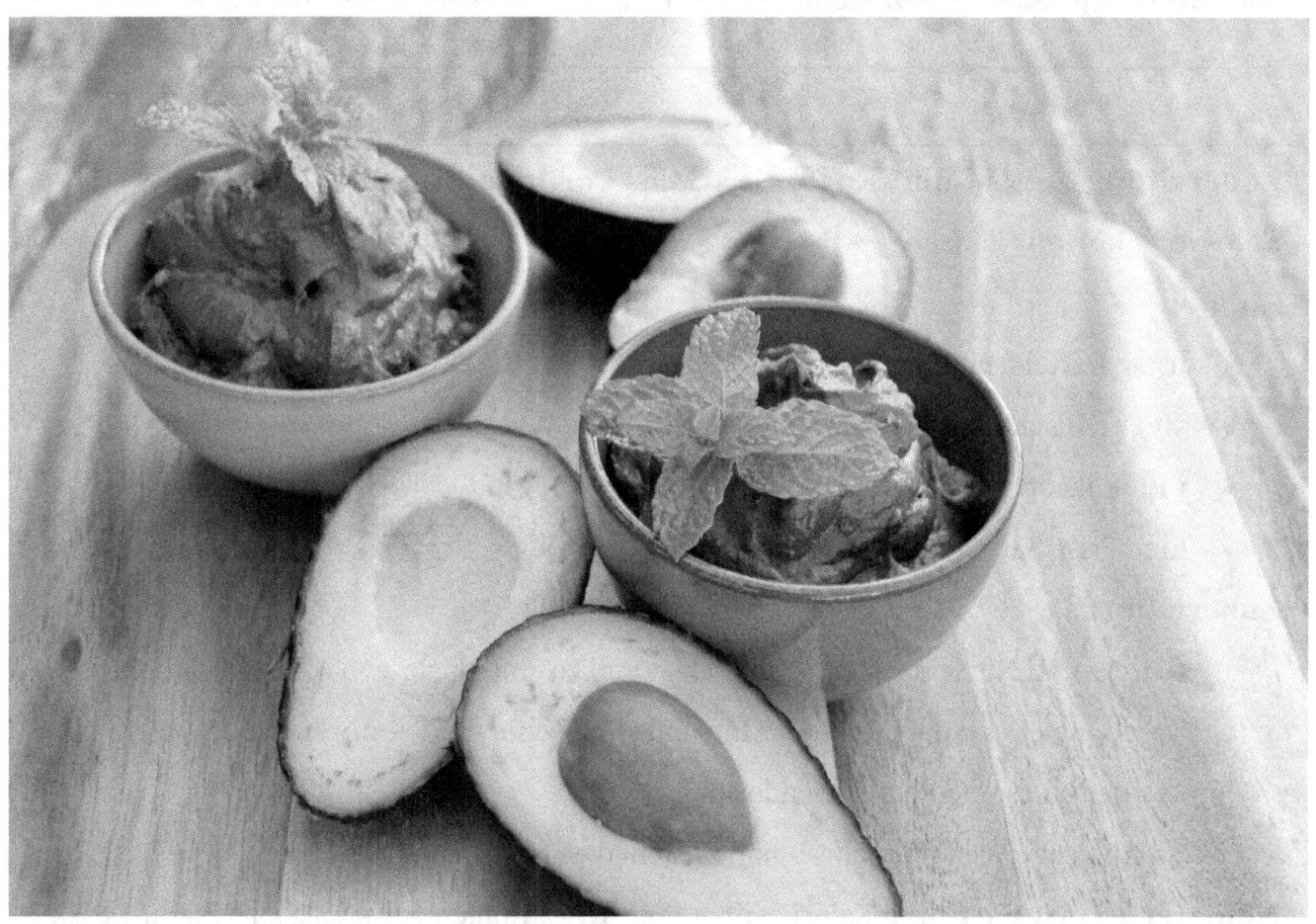

Zubereitungszeit: 10 Min | **Kochzeit:** 0 Min | **Portionen:** 2

Schwierigkeiten: Einfach

Zutaten

- 1 reife Avocado
- 2 EL Kakaopulver, ungesüßt
- 2 EL Ahornsirup
- 1/2 TL Vanilleextrakt
- Eine Prise Salz

Zubereitung

1. Avocado halbieren, entkernen und das Fruchtfleisch in einen Mixer geben.
2. Kakaopulver, Ahornsirup, Vanilleextrakt und eine Prise Salz hinzufügen.
3. Alles zu einer glatten Masse pürieren.

4. In Schälchen füllen und vor dem Servieren für mindestens 1 Stunde kalt stellen.

Nährwerte (pro Portion): Kalorien 250 | Fett 15 g | Kohlenhydrate 28 g | Protein 4 g

78. Energiebällchen mit Datteln und Nüssen

Zubereitungszeit: 15 Min | **Kochzeit:** 0 Min | **Portionen:** 2

Schwierigkeiten: Einfach

Zutaten

- 100 g Datteln, entsteint
- 50 g gemischte Nüsse (z.B. Mandeln, Walnüsse)
- 1 EL Kakaopulver
- Eine Prise Salz

Zubereitung

1. Datteln und Nüsse in einen Mixer geben und zu einer klebrigen Masse verarbeiten.
2. Kakaopulver und eine Prise Salz hinzufügen, nochmals kurz mixen.
3. Aus der Masse kleine Bällchen formen.
4. Im Kühlschrank aufbewahren und nach Bedarf genießen.

Nährwerte (pro Portion): Kalorien 220 | Fett 10 g | Kohlenhydrate 32 g | Protein 4 g

79. Mandel-Joghurt mit frischen Beeren

Zubereitungszeit: 5 Min | **Kochzeit:** 0 Min | **Portionen:** 2

Schwierigkeiten: Einfach

Zutaten

- 200 g Mandeljoghurt
- 100 g frische gemischte Beeren (z.B. Erdbeeren, Blaubeeren)
- 1 EL Chiasamen
- 1 TL Ahornsirup

Zubereitung

1. Mandeljoghurt gleichmäßig auf zwei Schüsseln verteilen.
2. Mit frischen Beeren toppen.

3. Chiasamen und Ahornsirup darübergeben.
4. Sofort servieren oder kurz kühlen, um die Aromen zu intensivieren.

Nährwerte (pro Portion): Kalorien 180 | Fett 9 g | Kohlenhydrate 20 g | Protein 6 g

80. Fruchtleder aus Mango und Himbeere

Zubereitungszeit: 15 Min | **Kochzeit:** 3 Std | **Portionen:** 2

Schwierigkeiten: Einfach

Zutaten

- 1 reife Mango, geschält und gewürfelt
- 100 g Himbeeren
- 1 EL Ahornsirup

Zubereitung

1. Mango, Himbeeren und Ahornsirup in einen Mixer geben und pürieren, bis eine glatte Masse entsteht.
2. Die Fruchtmasse gleichmäßig auf einem mit Backpapier ausgelegten Backblech verteilen, sodass eine dünne Schicht entsteht.
3. Im Ofen bei 70°C für etwa 3 Stunden trocknen lassen, bis das Fruchtleder fest, aber noch biegsam ist.
4. Aus dem Ofen nehmen, abkühlen lassen und in Streifen schneiden.

Nährwerte (pro Portion): Kalorien 160 | Fett 1 g | Kohlenhydrate 38 g | Protein 2 g

81. Rohkost-Karottenkuchen mit Cashew-Frosting

Zubereitungszeit: 30 Min | **Kochzeit:** 0 Min | **Portionen:** 2

Schwierigkeiten: Mittel

Zutaten

- 100 g Karotten, fein gerieben
- 50 g Datteln, entsteint und gehackt
- 50 g gemahlene Mandeln
- 50 g Cashewnüsse, über Nacht eingeweicht

- 1 TL Zitronensaft

Zubereitung

1. Karotten, Datteln und gemahlene Mandeln in einer Schüssel vermischen, bis eine formbare Masse entsteht.
2. Die Masse in zwei kleine Kuchenformen oder Tassen pressen und festdrücken.
3. Für das Frosting die eingeweichten Cashewnüsse abtropfen lassen und mit Zitronensaft in einem Mixer zu einer glatten Creme pürieren.
4. Das Frosting über die Kuchen verteilen und mindestens 1 Stunde im Kühlschrank fest werden lassen.

Nährwerte (pro Portion): Kalorien 320 | Fett 18 g | Kohlenhydrate 36 g | Protein 8 g

82. Geröstete Edamame mit Meersalz

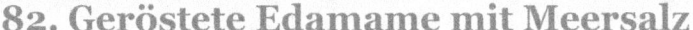

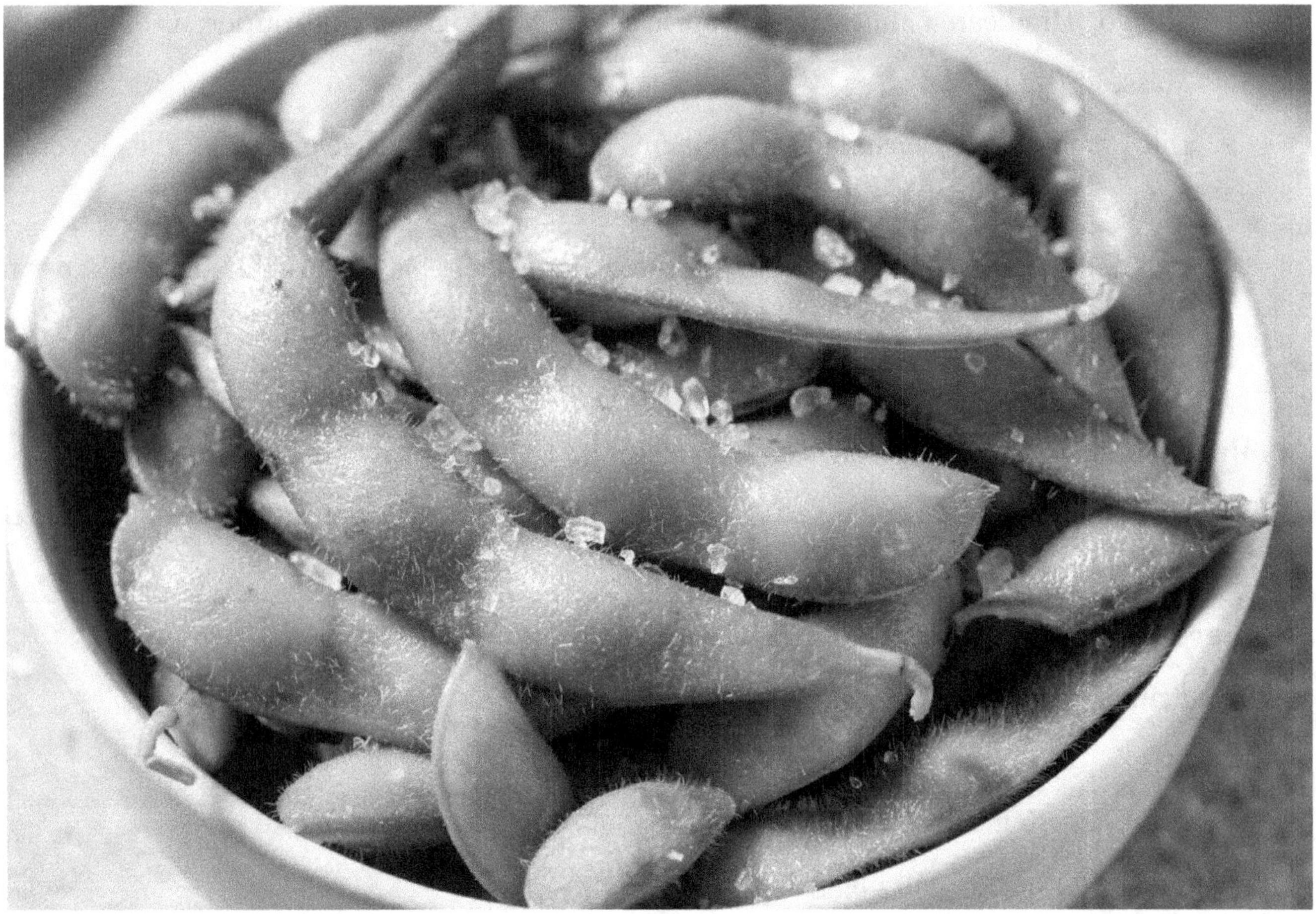

Zubereitungszeit: 5 Min | **Kochzeit:** 15 Min | **Portionen:** 2
Schwierigkeiten: Einfach

Zutaten

- 200 g Edamame (frisch oder gefroren)
- 1 EL Olivenöl
- 1/2 TL Meersalz

Zubereitung

1. Edamame in kochendem Wasser 5 Minuten blanchieren, dann abgießen und trocken tupfen.
2. Mit Olivenöl und Meersalz vermischen und auf einem Backblech verteilen.
3. Bei 200°C 15 Minuten rösten, bis sie knusprig sind.
4. Warm oder kalt als Snack servieren.

Nährwerte (pro Portion): Kalorien 190 | Fett 12 g | Kohlenhydrate 10 g | Protein 12 g

83. Grüne Smoothie-Bowls

Zubereitungszeit: 10 Min | **Kochzeit:** 0 Min | **Portionen:** 2
Schwierigkeiten: Einfach

Zutaten

- 1 reife Banane
- 100 g Spinat
- 200 ml Mandelmilch
- 1 EL Chiasamen
- 50 g frische Beeren zur Dekoration

Zubereitung

1. Banane, Spinat und Mandelmilch in einem Mixer zu einem glatten Smoothie pürieren.
2. In Schüsseln füllen und mit Chiasamen sowie frischen Beeren garnieren.
3. Sofort genießen oder für eine kühlere Variante vorher kühlen.

Nährwerte (pro Portion): Kalorien 180 | Fett 4 g | Kohlenhydrate 32 g | Protein 5 g

84. Kokoswasser-Eis am Stiel mit Beeren

Zubereitungszeit: 10 Min | **Kochzeit:** 0 Min (Gefrierzeit 4 Std) | **Portionen:** 2

Schwierigkeiten: Einfach

Zutaten

- 300 ml Kokoswasser
- 50 g gemischte Beeren (Erdbeeren, Blaubeeren)
- 1 EL Ahornsirup (optional)

Zubereitung

1. Beeren gleichmäßig auf Eisformen verteilen.
2. Kokoswasser mit Ahornsirup mischen (falls verwendet) und über die Beeren gießen.
3. Die Eisformen mindestens 4 Stunden oder bis zum Durchfrieren in den Gefrierschrank stellen.
4. Zum Servieren die Formen kurz unter warmes Wasser halten, um das Eis leichter zu entnehmen.

Nährwerte (pro Portion): Kalorien 80 | Fett 0 g | Kohlenhydrate 20 g | Protein 1 g

85. Cashew-Creme mit Vanille und Beeren

Zubereitungszeit: 15 Min | **Kochzeit:** 0 Min | **Portionen:** 2

Schwierigkeiten: Einfach

Zutaten

- 100 g Cashewnüsse, über Nacht eingeweicht
- 1 TL Vanilleextrakt
- 2 EL Ahornsirup
- 100 g gemischte Beeren (Erdbeeren, Blaubeeren)
- Eine Prise Salz

Zubereitung

1. Eingeweichte Cashewnüsse abtropfen lassen und zusammen mit Vanilleextrakt, Ahornsirup und einer Prise Salz in einen Mixer geben. Zu einer glatten Creme pürieren.
2. Die Creme auf zwei Schüsseln verteilen.
3. Mit frischen Beeren garnieren und sofort servieren oder kühlen, bis zum Genießen.

Nährwerte (pro Portion): Kalorien 320 | Fett 20 g | Kohlenhydrate 32 g | Protein 8 g

86. Bananenbrot mit Walnüssen (basisch)

Zubereitungszeit: 15 Min | **Kochzeit:** 60 Min | **Portionen:** 2

Schwierigkeiten: Mittel

Zutaten

- 2 reife Bananen, zerdrückt
- 100 g Dinkelmehl
- 50 g Walnüsse, grob gehackt
- 2 EL Olivenöl
- 1 TL Backpulver

Zubereitung

1. Bananen, Dinkelmehl, Backpulver und Olivenöl in einer Schüssel zu einem glatten Teig verrühren.
2. Walnüsse unterheben.
3. Den Teig in eine gefettete kleine Backform geben und bei 180°C für etwa 60 Minuten backen, bis ein eingesetzter Zahnstocher sauber herauskommt.
4. Abkühlen lassen, bevor es in Scheiben geschnitten serviert wird.

Nährwerte (pro Portion): Kalorien 350 | Fett 18 g | Kohlenhydrate 42 g | Protein 8 g

87. Apfel-Zimt-Chips

Zubereitungszeit: 10 Min | **Kochzeit:** 2 Std | **Portionen:** 2

Schwierigkeiten: Einfach

Zutaten

- 2 Äpfel
- 1 TL Zimtpulver
- Eine Prise Muskatnuss

Zubereitung

1. Äpfel in sehr dünne Scheiben schneiden und auf ein mit Backpapier belegtes Backblech legen.
2. Mit Zimt und einer Prise Muskatnuss bestreuen.

3. Bei 100°C für etwa 2 Stunden backen, bis die Apfelscheiben trocken und knusprig sind.
4. Aus dem Ofen nehmen und abkühlen lassen.

Nährwerte (pro Portion): Kalorien 95 | Fett 0,5 g | Kohlenhydrate 25 g | Protein 0,5 g

88. Rohkost-Schokoladentrüffel

Zubereitungszeit: 20 Min | **Kochzeit:** 0 Min | **Portionen:** 2

Schwierigkeiten: Einfach

Zutaten

- 50 g Datteln, entsteint
- 25 g rohes Kakaopulver
- 25 g gemahlene Mandeln
- 1 EL Kokosöl
- Kokosraspeln zum Wälzen

Zubereitung

1. Datteln, Kakaopulver, gemahlene Mandeln und Kokosöl in einen Mixer geben und zu einer gleichmäßigen Masse verarbeiten.
2. Aus der Masse kleine Kugeln formen.
3. Die Kugeln in Kokosraspeln wälzen, bis sie vollständig bedeckt sind.
4. Im Kühlschrank fest werden lassen, bevor sie serviert werden.

Nährwerte (pro Portion): Kalorien 220 | Fett 14 g | Kohlenhydrate 24 g | Protein 4 g

89. Zitronen-Kokos-Energiekugeln

Zubereitungszeit: 15 Min | **Kochzeit:** 0 Min | **Portionen:** 2

Schwierigkeiten: Einfach

Zutaten

- 50 g Cashewnüsse
- 25 g Kokosraspeln
- Zesten von 1 Zitrone
- 2 EL Ahornsirup

- Eine Prise Salz

Zubereitung

1. Cashewnüsse, Kokosraspeln, Zitronenzesten, Ahornsirup und eine Prise Salz in einen Mixer geben. Zu einer klebrigen Masse verarbeiten.
2. Aus der Masse kleine Kugeln formen.
3. Optional können die Kugeln zusätzlich in Kokosraspeln gewälzt werden.
4. Vor dem Servieren kühlen, um sie zu festigen.

Nährwerte (pro Portion): Kalorien 200 | Fett 12 g | Kohlenhydrate 20 g | Protein 4 g

90. Gesunde Avocado-Brownies

Zubereitungszeit: 15 Min | **Kochzeit:** 25 Min | **Portionen:** 2

Schwierigkeiten: Einfach

Zutaten

- 1 reife Avocado, püriert
- 2 EL Kakaopulver, ungesüßt
- 50 g Dinkelmehl
- 3 EL Ahornsirup
- Eine Prise Salz

Zubereitung

1. Den Ofen auf 180°C vorheizen und eine kleine Backform einfetten.
2. In einer Schüssel Avocadopüree, Kakaopulver, Dinkelmehl, Ahornsirup und eine Prise Salz zu einem glatten Teig vermischen.
3. Die Teigmischung in die vorbereitete Backform geben und gleichmäßig verteilen.
4. Für etwa 25 Minuten backen, bis die Brownies fest, aber noch leicht feucht in der Mitte sind.
5. Aus dem Ofen nehmen und vor dem Schneiden vollständig abkühlen lassen.

Nährwerte (pro Portion): Kalorien 290 | Fett 15 g | Kohlenhydrate 36 g | Protein 6 g

91. Birnen- und Feigensalat mit Cashew-Creme

Zubereitungszeit: 15 Min | **Kochzeit:** 0 Min | **Portionen:** 2

Schwierigkeiten: Einfach

Zutaten

- 1 reife Birne, in Scheiben geschnitten
- 4 frische Feigen, geviertelt
- 50 g Cashewnüsse, über Nacht eingeweicht
- 1 TL Zitronensaft
- Eine Prise Zimt

Zubereitung

1. Cashewnüsse abtropfen lassen und mit Zitronensaft und einer Prise Zimt in einem Mixer zu einer glatten Creme pürieren.
2. Birnenscheiben und Feigen auf Tellern anrichten.
3. Die Cashew-Creme über das Obst träufeln.
4. Sofort servieren oder kurz kühlen, um die Aromen zu intensivieren.

Nährwerte (pro Portion): Kalorien 280 | Fett 14 g | Kohlenhydrate 38 g | Protein 6 g

92. Frisch gepresster Alkalischer Gemüsesaft

Zubereitungszeit: 10 Min | **Kochzeit:** 0 Min | **Portionen:** 2

Schwierigkeiten: Einfach

Zutaten

- 2 Karotten
- 1 kleiner Apfel
- 1/4 Gurke
- Eine Handvoll Spinat
- 1 Stück Ingwer (ca. 2 cm)

Zubereitung

1. Alle Zutaten gründlich waschen.
2. Karotten, Apfel, Gurke, Spinat und Ingwer durch einen Entsafter geben.

3. Den frisch gepressten Saft umrühren und auf zwei Gläser verteilen.
4. Sofort genießen, um von den vollen Nährstoffen zu profitieren.

Nährwerte (pro Portion): Kalorien 95 | Fett 0,5 g | Kohlenhydrate 22 g | Protein 2 g

93. Gemüsesticks mit Guacamole

Zubereitungszeit: 10 Min | **Kochzeit:** 0 Min | **Portionen:** 2

Schwierigkeiten: Einfach

Zutaten

- 1 reife Avocado
- 1 EL Limettensaft
- Eine Prise Salz
- Gemüsesticks (Karotten, Gurke, Paprika)

Zubereitung

1. Avocado halbieren, entkernen und das Fruchtfleisch in eine Schüssel geben.
2. Mit einer Gabel zerdrücken, Limettensaft und eine Prise Salz unterrühren, bis eine cremige Guacamole entsteht.
3. Gemüse in Sticks schneiden und zusammen mit der Guacamole servieren.

Nährwerte (pro Portion): Kalorien 160 | Fett 12 g | Kohlenhydrate 12 g | Protein 2 g

94. Wassermelonen-Feta-Salat mit Minze

Zubereitungszeit: 10 Min | **Kochzeit:** 0 Min | **Portionen:** 2

Schwierigkeiten: Einfach

Zutaten

- 200 g Wassermelone, in Würfel geschnitten
- 50 g Feta (wählen Sie eine basische Alternative wie Tofu für eine vegane Version)
- Frische Minzblätter
- 1 EL Olivenöl
- Eine Prise schwarzer Pfeffer

Zubereitung

1. Wassermelonenwürfel und Feta in eine Schüssel geben.
2. Frische Minzblätter hinzufügen und mit Olivenöl und einer Prise schwarzem Pfeffer vermischen.
3. Sofort servieren und genießen.

Nährwerte (pro Portion): Kalorien 180 | Fett 10 g | Kohlenhydrate 18 g | Protein 6 g

95. Kirschtomaten gefüllt mit Cashew-Pesto

Zubereitungszeit: 15 Min | **Kochzeit:** 0 Min | **Portionen:** 2

Schwierigkeiten: Einfach

Zutaten

- 200 g Kirschtomaten
- 50 g Cashewnüsse, über Nacht eingeweicht
- Eine Handvoll frischer Basilikum
- 1 EL Olivenöl
- Eine Prise Salz

Zubereitung

1. Für das Pesto Cashewnüsse abtropfen lassen und zusammen mit Basilikum, Olivenöl und einer Prise Salz in einen Mixer geben. Zu einer glatten Paste pürieren.
2. Kirschtomaten am oberen Ende aufschneiden und vorsichtig aushöhlen.
3. Das Cashew-Pesto in die Tomaten füllen.
4. Sofort servieren oder kühlen, bis zum Genießen.

Nährwerte (pro Portion): Kalorien 220 | Fett 18 g | Kohlenhydrate 12 g | Protein 6 g

96. Fruchtspieße mit dunkler Schokolade und Meersalz

Zubereitungszeit: 20 Min | **Kochzeit:** 2 Min | **Portionen:** 2

Schwierigkeiten: Einfach

Zutaten

- Verschiedene Früchte (Erdbeeren, Bananen, Ananas), in Stücke geschnitten
- 50 g dunkle Schokolade (mindestens 70% Kakao)

- Eine Prise Meersalz

Zubereitung

1. Fruchtstücke abwechselnd auf Spieße stecken.
2. Dunkle Schokolade im Wasserbad schmelzen.
3. Die Fruchtspieße zur Hälfte in die geschmolzene Schokolade tauchen und leicht abklopfen, um überschüssige Schokolade zu entfernen.
4. Sofort mit einer Prise Meersalz bestreuen und auf Backpapier legen, bis die Schokolade fest wird.

Nährwerte (pro Portion): Kalorien 250 | Fett 14 g | Kohlenhydrate 30 g | Protein 3 g

97. Rohkost-Riegel mit Superfoods

Zubereitungszeit: 20 Min | **Kochzeit:** 0 Min (Gefrierzeit 1 Std) | **Portionen:** 2

Schwierigkeiten: Einfach

Zutaten

- 50 g Datteln, entsteint
- 25 g Chiasamen
- 25 g Gojibeeren
- 25 g rohes Kakaopulver
- 1 EL Kokosöl

Zubereitung

1. Datteln, Chiasamen, Gojibeeren, Kakaopulver und Kokosöl in einen Mixer geben und zu einer gleichmäßigen Masse verarbeiten.
2. Die Masse zwischen zwei Blättern Backpapier etwa 1 cm dick ausrollen und in Riegel schneiden.
3. Die Riegel mindestens 1 Stunde im Gefrierschrank fest werden lassen.
4. Gekühlt servieren.

Nährwerte (pro Portion): Kalorien 230 | Fett 10 g | Kohlenhydrate 32 g | Protein 4 g

98. Kokos-Bananen-Creme

Zubereitungszeit: 10 Min | **Kochzeit:** 0 Min | **Portionen:** 2

Schwierigkeiten: Einfach

Zutaten

- 2 reife Bananen
- 50 ml Kokosmilch
- 1 EL Kokosraspeln
- Eine Prise Zimt

Zubereitung

1. Bananen und Kokosmilch in einen Mixer geben und zu einer glatten Creme pürieren.
2. In Schälchen füllen und mit Kokosraspeln sowie einer Prise Zimt bestreuen.
3. Sofort servieren oder für eine kühlere Variante kurz kühlen.

Nährwerte (pro Portion): Kalorien 180 | Fett 9 g | Kohlenhydrate 24 g | Protein 2 g

99. Avocado-Kakao-Smoothie

Zubereitungszeit: 10 Min | **Kochzeit:** 0 Min | **Portionen:** 2

Schwierigkeiten: Einfach

Zutaten

- 1 reife Avocado
- 2 EL Kakaopulver, ungesüßt
- 250 ml Mandelmilch
- 1 EL Ahornsirup
- Eine Prise Vanilleextrakt

Zubereitung

1. Avocado, Kakaopulver, Mandelmilch, Ahornsirup und Vanilleextrakt in einen Mixer geben und zu einem cremigen Smoothie verarbeiten.
2. In Gläser füllen und sofort genießen oder für eine kühle Erfrischung kurz im Kühlschrank kühlen.

Nährwerte (pro Portion): Kalorien 250 | Fett 15 g | Kohlenhydrate 28 g | Protein 4 g

100. Granatapfel-Spritzer mit Limette

Zubereitungszeit: 5 Min | **Kochzeit:** 0 Min | **Portionen:** 2

Schwierigkeiten: Einfach

Zutaten

- Saft von 1 Granatapfel
- Saft von 1 Limette
- 500 ml sprudelndes Mineralwasser
- Eiswürfel
- Eine Prise frische Minzblätter

Zubereitung

1. Granatapfelsaft und Limettensaft in einem Krug vermischen.
2. Das sprudelnde Mineralwasser hinzufügen und umrühren.
3. Die Mischung auf zwei Gläser verteilen, die mit Eiswürfeln gefüllt sind.
4. Mit frischen Minzblättern garnieren und sofort servieren.

Nährwerte (pro Portion): Kalorien 80 | Fett 0 g | Kohlenhydrate 20 g | Protein 1 g

101. Geröstete Süßkartoffel-Scheiben mit Guacamole

Zubereitungszeit: 10 Min | **Kochzeit:** 20 Min | **Portionen:** 2

Schwierigkeiten: Einfach

Zutaten

- 1 große Süßkartoffel, in dünne Scheiben geschnitten
- 1 reife Avocado
- Saft von 1/2 Limette
- Eine Prise Salz
- 1 EL Olivenöl

Zubereitung

1. Süßkartoffelscheiben mit Olivenöl bestreichen und auf einem Backblech verteilen. Bei 200°C für etwa 20 Minuten backen, bis sie knusprig sind.

2. Währenddessen Avocado halbieren, entkernen und das Fruchtfleisch in eine Schüssel geben. Mit einer Gabel zerdrücken, Limettensaft und Salz hinzufügen, um Guacamole herzustellen.
3. Die gerösteten Süßkartoffelscheiben mit der Guacamole servieren.

Nährwerte (pro Portion): Kalorien 230 | Fett 15 g | Kohlenhydrate 24 g | Protein 3 g

102. Vegane Matcha-Latte

Zubereitungszeit: 5 Min | **Kochzeit:** 0 Min | **Portionen:** 2
Schwierigkeiten: Einfach

Zutaten

- 1 TL Matcha-Pulver
- 250 ml warme Mandelmilch
- 1 EL Ahornsirup
- Eine Prise Vanilleextrakt

Zubereitung

1. Matcha-Pulver in eine kleine Schüssel geben und mit ein wenig warmem Wasser glatt rühren.
2. In zwei Tassen verteilen, warme Mandelmilch, Ahornsirup und Vanilleextrakt hinzufügen und gut umrühren.
3. Sofort genießen.

Nährwerte (pro Portion): Kalorien 90 | Fett 2,5 g | Kohlenhydrate 16 g | Protein 1 g

103. Mandelbutter-Beeren-Smoothie

Zubereitungszeit: 5 Min | **Kochzeit:** 0 Min | **Portionen:** 2
Schwierigkeiten: Einfach

Zutaten

- 200 g gemischte Beeren (frisch oder gefroren)
- 2 EL Mandelbutter
- 250 ml Mandelmilch

- 1 EL Chiasamen

Zubereitung

1. Beeren, Mandelbutter, Mandelmilch und Chiasamen in einen Mixer geben und zu einem glatten Smoothie verarbeiten.
2. In Gläser füllen und sofort genießen oder für eine kühlere Variante kurz im Kühlschrank kühlen.

Nährwerte (pro Portion): Kalorien 220 | Fett 12 g | Kohlenhydrate 24 g | Protein 6 g

104. Kürbis-Kekse mit Ahornsirup

Zubereitungszeit: 15 Min | **Kochzeit:** 15 Min | **Portionen:** 2
Schwierigkeiten: Einfach

Zutaten

- 100 g Kürbispüree
- 75 g Dinkelmehl
- 2 EL Ahornsirup
- 1 TL Zimtpulver
- 1 TL Backpulver

Zubereitung

1. Den Ofen auf 180°C vorheizen und ein Backblech mit Backpapier auslegen.
2. Kürbispüree, Dinkelmehl, Ahornsirup, Zimt und Backpulver in einer Schüssel zu einem glatten Teig vermischen.
3. Mit einem Löffel kleine Kekshaufen auf das Backblech setzen und leicht flach drücken.
4. Für etwa 15 Minuten backen, bis die Kekse an den Rändern goldbraun sind.
5. Abkühlen lassen und genießen.

Nährwerte (pro Portion): Kalorien 260 | Fett 2 g | Kohlenhydrate 56 g | Protein 6 g

105. Rohvegane Erdbeer-Cheesecake-Bites

Zubereitungszeit: 20 Min | **Kochzeit:** 0 Min (Gefrierzeit 2 Std) | **Portionen:** 2
Schwierigkeiten: Mittel

Zutaten

- 75 g Cashewnüsse, über Nacht eingeweicht
- 100 g frische Erdbeeren
- 2 EL Kokosöl
- 1 EL Ahornsirup
- Eine Prise Vanilleextrakt

Zubereitung

1. Cashewnüsse abtropfen lassen und zusammen mit Erdbeeren, Kokosöl, Ahornsirup und Vanilleextrakt in einen Hochleistungsmixer geben. Zu einer cremigen Masse verarbeiten.
2. Die Masse in kleine Silikonformen oder Eiswürfelformen füllen. Glatt streichen und mindestens 2 Stunden im Gefrierschrank fest werden lassen.
3. Vor dem Servieren die Cheesecake-Bites vorsichtig aus den Formen lösen. Können direkt aus dem Gefrierschrank serviert werden oder für ein paar Minuten bei Raumtemperatur weicher werden lassen.
4. Optional mit frischen Erdbeerscheiben oder einem Tropfen Ahornsirup garnieren.

Nährwerte (pro Portion): Kalorien 320 | Fett 24 g | Kohlenhydrate 24 g | Protein 6 g

Kapitel 8: 30-Tage-Basischer Mahlzeitplan und Einkaufsliste

30-Tage-Basischer Mahlzeitplan

Tag	Frühstück	Mittagessen	Abendessen	Snack	Dessert
1	Grünkohl-Smoothie mit Apfel und Ingwer	Quinoa-Salat mit Avocado und Bohnen	Gefüllte Süßkartoffeln mit Linsen und Grünkohl	Geröstete Kürbiskerne mit Meersalz	Avocado-Schokoladen-Mousse
2	Quinoa-Porridge mit Beeren und Mandelmilch	Alkalischer Buddha-Bowl mit Süßkartoffel und Quinoa	Spaghetti aus Zucchini mit Tomaten-Basilikum-Sauce	Avocado-Schokoladen-Mousse	Energiebällchen mit Datteln und Nüssen
3	Avocado-Toast auf basischem Brot	Gerösteter Gemüsewrap mit Hummus	Veganer Shepherd's Pie mit Linsen	Energiebällchen mit Datteln und Nüssen	Mandel-Joghurt mit frischen Beeren
4	Süßkartoffel-Rösti mit Avocado-Creme	Zucchininudeln mit Pesto und Cherrytomaten	Auberginen-Pilz-Bolognese mit Vollkornpasta	Mandel-Joghurt mit frischen Beeren	Rohkost-Karottenkuchen mit Cashew-Frosting
5	Zucchini-Pfannkuchen mit Ahornsirup	Linsensuppe mit Kurkuma und Ingwer	Cremige Kokos-Linsen mit Blumenkohlreis	Rohkost-Karottenkuchen mit Cashew-Frosting	Fruchtleder aus Mango und Himbeere

6	Buchweizen-Granola mit Kokosjoghurt	Buchweizen-Risotto mit Pilzen	Gerösteter Blumenkohl mit Zitronen-Kapern-Sauce	Fruchtleder aus Mango und Himbeere	Rohkost-Schokoladentrüffel
7	Spinat und Pilz Omelett (vegan)	Spinat-Falafel mit Tahini-Dressing	Pilzrisotto mit Gerste und Spinat	Rohkost-Schokoladentrüffel	Zitronen-Kokos-Energiekugeln
8	Bananen-Walnuss-Pancakes	Geröstete Kichererbsen-Salat mit Avocado-Dressing	Süßkartoffel- und Kichererbsen-Eintopf	Zitronen-Kokos-Energiekugeln	Gesunde Avocado-Brownies
9	Chia-Pudding mit Mango und Kokos	Veganes Sushi mit Quinoa und Gemüse	Vegane Paella mit Meeresgemüse	Gesunde Avocado-Brownies	Birnen- und Feigensalat mit Cashew-Creme
10	Alkalischer Power-Grüntee-Smoothie	Rote Linsen-Dal mit Basmatireis	Grünkohl-Pilz-Stroganoff	Birnen- und Feigensalat mit Cashew-Creme	Frisch gepresster Alkalischer Gemüsesaft
11	Hirsebrei mit Zimt und Apfel	Gefüllte Paprika mit Quinoa und Gemüse	Ratatouille mit Hirse	Frisch gepresster Alkalischer Gemüsesaft	Fruchtspieße mit dunkler Schokolade und Meersalz

12	Geröstete Süßkartoffel mit Avocado-Salsa	Brokkoli-Suppe mit Cashewcreme	Schwarze Bohnen-Burger mit Avocado-Creme	Fruchtspieße mit dunkler Schokolade und Meersalz	Rohkost-Riegel mit Superfoods
13	Kokosnuss-Wasser Smoothie mit Beeren und Spinat	Süßkartoffel-Boote mit grünem Salat	Kürbis-Suppe mit Kokosmilch	Rohkost-Riegel mit Superfoods	Kokos-Bananen-Creme
14	Rohkost-Birchermüsli mit Nüssen	Avocado-Kichererbsen-Salat mit Zitronendressing	Gemüse-Tempura mit Dipp-Sauce	Kokos-Bananen-Creme	Vegane Matcha-Latte
15	Hirsebrei mit Apfel, Zimt und Walnüssen	Quinoa-Gemüse-Bowl mit Avocado und Kichererbsen	Brokkoli-Cremesuppe und Ofengemüse (Süßkartoffel, Zucchini)	Gurken- und Karottensticks mit Hummus	Rohkost-Schokoladentrüffel
16	Grüner Smoothie (Spinat, Banane, Zitronensaft)	Rote Linsen-Dal mit Blattspinat	Zucchininudeln mit Zitronen-Tahini-Sauce	Chia-Pudding	Mandel-Joghurt mit frischen Beeren
17	Bircher-Müsli mit Haferflocken und Beeren	Mediterraner Quinoa-Salat (Tomate, Gurke, Oliven, Kräuter)	Blumenkohlreis mit Gemüsepfanne und Tofu	Apfel und 1 EL Mandeln	Fruchtspieße mit dunkler Schokolade und Meersalz

18	Kokos-Sojajoghurt/Skyr mit Kiwi und Leinsamen	Kürbis-Suppe mit Ingwer	Hirsotto mit Pilzen und Petersilie	Trauben oder Beeren	Kokos-Bananen-Creme
19	Overnight-Oats mit Kakao und Banane	Kichererbsen-Salat (Paprika, Rucola, Zitronen-Olivenöl-Dressing)	Ofenkürbis mit Tahini-Dip und grüner Salat	Selleriesticks mit Nussmus	Rohkost-Riegel mit Superfoods
20	Smoothie-Bowl (Spinat, Mango, Wasser) mit Kürbiskernen	Basisch betonte Gemüsesuppe (Minestrone-Stil)	Quinoa mit Ofengemüse und Kräuter-Zitronen-Dressing	Birne	Avocado-Schokoladen-Mousse
21	Chia-Pudding mit Vanille und Erdbeeren	Zucchini-Puffer aus Kichererbsenmehl mit Gurkensalat	Tomaten-Paprika-Suppe und lauwarmer Hirsesalat	Handvoll Nüsse/Saaten	Mandel-Joghurt mit frischen Beeren
22	Hirsebrei mit Birne und Haselnüssen	Gemüse-Wraps mit Hummus (Salat, Gurke, Möhre)	Linsen-„Bolognese" auf Zucchininudeln	Orange	Zitronen-Kokos-Energiekugeln
23	Sojajoghurt/Skyr mit Apfel, Zimt und Sonnenblumenkernen	Süßkartoffel-Kichererbsen-Bowl mit Spinat	Brokkoli-Tofu-Pfanne mit Sesam	Paprikastreifen	Vegane Matcha-Latte

24	Grüner Smoothie (Gurke, Spinat, Apfel)	Quinoa-Taboulé (viel Petersilie, Zitrone)	Blumenkohl-„Steaks" aus dem Ofen mit Kräuter-Dip	Banane	Cashew-Creme mit Vanille und Beeren
25	Overnight-Oats mit Beerenmix	Rote-Bete-Salat (Rucola, Walnüsse, Zitrone)	Hirse-Gemüse-Pfanne mit Zucchini und Erbsen	2 Datteln und 1 EL Kürbiskerne	Gesunde Avocado-Brownies
26	Chia-Pudding mit Kakao und Kirschen (frisch oder TK)	Linsensuppe mit Karotte und Sellerie	Zucchininudeln mit Avocado-Basilikum-„Pesto" (ohne Käse)	Gurkenscheiben mit Zitronensaft und Salz	Mandel-Joghurt mit frischen Beeren
27	Porridge mit Pfirsich und Leinsamen	Quinoa-Salat mit Edamame und Sesam	Ofengemüse-Blech (Brokkoli, Blumenkohl, Paprika) mit Tahini	Apfel	Fruchtspieße mit dunkler Schokolade und Meersalz
28	Smoothie-Bowl (Ananas, Spinat) mit Sonnenblumenkernen	Mildes Kichererbsen-Curry mit etwas Kokosmilch	Hirsotto mit Zitrone und Dill, dazu Gurkensalat	Handvoll Mandeln	Rohvegane Erdbeer-Cheesecake-Bites
29	Sojajoghurt/Skyr mit Granatapfelkernen	Gemischter Blattsalat mit Ofen-Süßkartoffel und Avocado	Blumenkohlreis mit Pfannengemüse und Tofu/Tempeh	Karottensticks mit Hummus	Frisch gepresster Alkalischer Gemüsesaft

| 30 | Bircher-Müsli mit Apfel und Nüssen | Quinoa-Bowl „Grün" (Erbsen, Spinat, Kräuter, Zitrone) | Tomaten-Zucchini-Suppe und lauwarmer Hirsesalat | Birne oder Beeren | Rohkost-Schokoladentrüffel |

Einkaufsliste

1. **Frisches und lebendiges Gemüse:** Füllen Sie Ihren Einkaufswagen mit einer bunten Vielfalt an Gemüse. Setzen Sie auf Blattgemüse wie Spinat und Grünkohl, leuchtende Paprika, nährstoffreiches Brokkoli und die vielseitige Tomate. Diese Gemüsesorten sind reich an Vitaminen, Mineralien und Antioxidantien, die den Körper alkalisch halten und unterstützen.

2. **Vollkörner:** Ersetzen Sie raffinierte Getreideprodukte durch Vollkornvarianten. Quinoa, brauner Reis, Vollkornpasta und Hafer sind hervorragende Optionen. Diese Körner sind reich an Ballaststoffen, die eine gesunde Verdauung fördern und zu einem ausgeglichenen Säure-Basen-Haushalt beitragen.

3. **Pflanzliche Proteine:** Wählen Sie pflanzliche Proteinquellen, um Ihren Körper basisch zu ernähren. Greifen Sie zu Linsen, Bohnen, Erbsen, Tofu und Tempeh. Diese Optionen liefern essentielle Nährstoffe und unterstützen eine gesunde Muskel- und Knochenstruktur, ohne säurebildend zu wirken.

4. **Gesunde Fette:** Integrieren Sie Quellen ungesättigter Fette in Ihre Ernährung, wie Avocados, Nüsse, Samen und Olivenöl. Diese Fette können helfen, den Körper zu alkalisieren und unterstützen die Aufnahme fettlöslicher Vitamine.

5. **Früchte voller Geschmack:** Halten Sie Ausschau nach frischen Früchten wie Beeren, Zitrusfrüchten, Äpfeln und Birnen. Früchte, die reich an Vitaminen und Antioxidantien sind, eignen sich hervorragend als nahrhafte Ergänzungen zu Ihren basischen Mahlzeiten und Snacks.

6. **Pflanzliche Milchalternativen:** Ergänzen Sie Ihre Einkaufsliste um pflanzliche Milchalternativen wie Mandel-, Hafer- oder Kokosmilch. Diese Produkte liefern wichtige Nährstoffe und sind eine hervorragende Basis für Smoothies und andere basische Gerichte.

7. **Aromatische Kräuter und Gewürze:** Verbessern Sie den Geschmack Ihrer Gerichte mit Kräutern und Gewürzen anstelle von überschüssigem Salz. Knoblauch, Ingwer, Kurkuma und Kräuter wie Rosmarin und Thymian fügen nicht nur Geschmack hinzu, sondern tragen auch zur Alkalisierung des Körpers bei.

8. **Lebensmittel reich an Omega-3-Fettsäuren:** Berücksichtigen Sie pflanzliche Quellen von Omega-3-Fettsäuren wie Chiasamen, Leinsamen und Walnüsse. Diese gesunden Fette unterstützen die Herzgesundheit und tragen zu einem ausgeglichenen Säure-Basen-Haushalt bei.

9. **Snack-Optionen:** Für den kleinen Hunger zwischendurch wählen Sie basische Snacks wie rohe Nüsse, Samen oder ein Stück Obst. Vermeiden Sie verarbeitete Snacks, die reich an Salz, Zucker und ungesunden Fetten sind.

Kapitel 9: Airfryer & Thermomix – Umrechnungen & Anpassungen

Warum dieses Kapitel?

Viele Leser kochen heute mit **Airfryer** und **Thermomix**. Hier findest du Umrechnungen und kurze Anleitungen, wie du die Rezepte in diesem Buch **schneller** und **energiesparender** zubereitest – ohne die basische Ausrichtung zu verlieren.

Allgemeine Umrechnungen – Airfryer

- Ofen → Airfryer: Temperatur **−20 °C**, Zeit **−25–35 %**.

- Vorheizen: **3 Min.** Korb höchstens **zu 2/3** füllen.

- Schütteln/Wenden: **nach der Hälfte** der Garzeit.

- Öl: **1–2 TL** (oder Sprühöl). Optional: **gelochtes Backpapier**.

- Kontrolle: in den letzten **2–3 Min.** häufiger prüfen.

- Gleichmäßigkeit: Zutaten möglichst **gleich groß** schneiden; bei größeren Mengen **in Chargen** garen.

Richtwerte Airfryer (pro 200–250 g Rohware)

- Süßkartoffelwürfel **180 °C · 12–15 Min.**
- Blumenkohlröschen **180 °C · 12–15 Min.**
- Brokkoli **180 °C · 8–10 Min.**
- Zucchini-Scheiben **180 °C · 8–10 Min.**
- Kichererbsen (geröstet) **190 °C · 12–15 Min.**
- Tofu-Würfel (gepresst) **190 °C · 10–12 Min.**
- Falafel **180 °C · 10–12 Min.**
- Nüsse/Saaten **160 °C · 5–7 Min.**

Allgemeine Umrechnungen – Thermomix (TM5/TM6)

- **Anschwitzen:** 3 Min./120 °C/Stufe 1, Messbecher **abnehmen**.
- **Suppen/Schmorgerichte:** 15–30 Min./98–100 °C/Linkslauf/Stufe 1.
- **Pürieren:** 30–60 Sek./Stufe 5→8.

- **Getreide im Gareinsatz: 900–1100 g Wasser** im Mixtopf, **18–22 Min./100 °C/Stufe 4** (je nach Sorte).

- **Varoma** = Dampfgaren/Reduzieren; beim TM5 ggf. **Varoma** statt **120 °C** nutzen.

- **Konsistenz:** Für cremigeres Ergebnis am Ende **kurz höher** pürieren; zum Eindicken **Messbecher abnehmen**.

Hinweis zur Anwendung im Buch

Wo sinnvoll, sind Rezepte mit **AF** (Airfryer) bzw. **TM** (Thermomix) gekennzeichnet. Nutze die Umrechnungen oben, um Backofen-, Pfannen- oder Topf-Zubereitungen effizient in **AF/TM** zu übertragen.

Legende & Hinweise

- **AF** = Airfryer, **TM** = Thermomix. Zeiten sind **Richtwerte** – Gerät, Füllmenge und Schnittgröße variieren.

- Im Airfryer in den letzten **2–3 Min.** prüfen: jede Maschine bräunt anders.

- Im Thermomix **Linkslauf** verwenden, wenn Stücke **ganz** bleiben sollen; **Messbecher abnehmen**, wenn du reduzieren/eindicken willst.

- Basische Ausrichtung beibehalten: **viel Gemüse**, moderate Ölmengen, Vollkorn- bzw. glutenfreie Optionen nach Bedarf.

Schlussfolgerung

Die Reise durch das Reich der basischen Ernährung entfaltet sich als eine tiefgreifende Erkundung unseres Verhältnisses zu Gesundheit, Nahrung und Lebensqualität. Dieser Weg, gesäumt von Erkenntnissen und Veränderungen, hat uns dazu eingeladen, über die bloße Nahrungsaufnahme hinaus zu denken und ein neues Bewusstsein für die Art und Weise zu entwickeln, wie wir unseren Körper nähren und pflegen. Die Schlussfolgerung dieser Reise ist nicht ein Endpunkt, sondern ein lebendiges Testament unserer Fähigkeit, durch bewusste Entscheidungen eine positive Veränderung in unserem Leben herbeizuführen. Es ist ein Moment, in dem wir innehalten, um das Gelernte zu reflektieren und den nächsten Schritt mit Vertrauen und Entschlossenheit zu planen.

Zusammenfassung der wichtigsten Konzepte

Das Fundament der basischen Ernährung ruht auf der Prämisse, dass ein harmonisches Säure-Basen-Gleichgewicht im Körper essentiell für unsere Gesundheit und unser Wohlbefinden ist. Es ist eine Einladung, die Weisheit unseres Körpers zu respektieren und ihn durch unsere Ernährungswahl zu unterstützen. Dieser Ansatz ist tief verwurzelt in dem Verständnis, dass die Nahrung, die wir zu uns nehmen, weit mehr ist als bloße Kalorienzufuhr; sie ist vielmehr die Quelle von Energie und Lebenskraft.

Die basische Ernährung legt den Schwerpunkt auf den Genuss von frischem Obst und Gemüse, Nüssen, Samen und anderen natürlichen, unverarbeiteten Lebensmitteln, die dazu beitragen, den Körper zu alkalisieren und zu nähren. Sie empfiehlt, den Konsum von säurebildenden Lebensmitteln wie Zucker, Fleisch, Milchprodukten und verarbeiteten Lebensmitteln zu reduzieren, um das innere Gleichgewicht zu fördern und zu erhalten.

Ein wesentlicher Aspekt der basischen Ernährung ist die ganzheitliche Betrachtungsweise, die nicht nur die körperlichen, sondern auch die emotionalen und geistigen Dimensionen unserer Ernährungsgewohnheiten berücksichtigt. Sie ermutigt zu einem achtsamen Umgang mit Nahrung, zur Wertschätzung jeder Mahlzeit und zur Anerkennung der tiefen Verbindung zwischen dem, was wir essen, und unserem allgemeinen Wohlbefinden.

Die gesundheitlichen Vorteile, die sich aus einer Umstellung auf eine basische Ernährung ergeben, sind umfassend. Sie reichen von einer verbesserten Verdauung und einem stärkeren Immunsystem über gesteigerte Energie und Vitalität bis hin zu einem unterstützenden Gewichtsmanagement. Diese Ernährungsweise bietet auch präventive Vorteile gegenüber chronischen Erkrankungen und trägt zu einem allgemeinen Gefühl des Wohlbefindens bei.

Schließlich ist die Entscheidung für eine basische Ernährung auch ein Schritt in Richtung persönlicher Entwicklung. Es ist eine Herausforderung, bestehende Gewohnheiten zu überdenken, neue Geschmäcker zu entdecken und eine tiefere Verbindung zu unserem Körper herzustellen. Dieser Prozess erfordert Geduld und Engagement, bietet aber im Gegenzug unermessliche Belohnungen.

Die Umstellung auf eine basische Ernährung ist somit ein Aufruf zum Handeln, ein Aufruf, Verantwortung für unsere eigene Gesundheit zu übernehmen und bewusste Entscheidungen zu treffen, die unser Leben bereichern. Es ist ein Weg, der uns nicht nur zu besserer Gesundheit führt, sondern auch zu einem erfüllteren, harmonischeren Leben.

Aufruf zum Handeln: Machen Sie heute den ersten Schritt

Die Reise hin zu einer basischen Ernährung und einem ausgewogenen Leben ist mehr als nur eine Ansammlung von Ernährungsregeln oder ein kurzfristiges Abenteuer. Sie ist eine tiefgreifende Verpflichtung gegenüber sich selbst, ein Versprechen, das wir unserem Körper und unserer Gesundheit geben. Die Entscheidung, diesen Weg zu beschreiten, ist ein kraftvoller Akt der Selbstfürsorge, ein Zeichen dafür, dass wir bereit sind, Verantwortung für unser Wohlergehen zu übernehmen.

Der erste Schritt ist entscheidend. Es ist der Moment, in dem Absicht in Aktion umgesetzt wird, der Moment, in dem Vision zur Realität wird. Dieser Schritt muss nicht groß oder dramatisch sein; es ist die Qualität der Absicht und die Aufrichtigkeit des Engagements, die zählen. Beginnen Sie klein, setzen Sie sich erreichbare Ziele, und erlauben Sie sich, im Prozess zu lernen und zu wachsen.

Informieren Sie sich. Wissen ist Macht, und in der Welt der basischen Ernährung ist es das Licht, das unseren Weg erhellt. Nehmen Sie sich die Zeit, die Prinzipien der basischen Ernährung zu verstehen, die Wissenschaft dahinter zu erforschen und sich mit den Lebensmitteln vertraut zu machen, die Ihren Körper nähren und stärken.

Hören Sie auf Ihren Körper. Jeder Mensch ist einzigartig, und so ist auch die Reaktion unseres Körpers auf Veränderungen in unserer Ernährung. Beobachten Sie, wie Ihr Körper auf verschiedene Lebensmittel reagiert, und passen Sie Ihre Ernährung entsprechend an. Der Schlüssel liegt darin, eine Ernährungsweise zu finden, die nicht nur theoretisch gesund ist, sondern sich auch in der Praxis für Sie richtig anfühlt.

Suchen Sie Unterstützung. Eine Veränderung der Lebensweise ist eine Herausforderung, die leichter zu bewältigen ist, wenn wir Unterstützung haben. Teilen Sie Ihre Ziele und Erfahrungen mit Familie, Freunden oder einer Community, die ähnliche Werte teilt. Zusammenhalt und gegenseitige Unterstützung können den Unterschied ausmachen.

Seien Sie geduldig und nachsichtig mit sich selbst. Der Übergang zu einer basischen Ernährung ist ein Prozess, der Zeit, Geduld und Hingabe erfordert. Es wird Tage geben, an denen es schwerfällt, sich an Ihre Ziele zu halten, aber lassen Sie sich davon nicht entmutigen. Jeder Tag bietet eine neue Chance, sich für Ihre Gesundheit zu entscheiden.

Feiern Sie Ihre Fortschritte. Jeder Schritt in Richtung einer gesünderen Lebensweise, egal wie klein, ist ein Grund zum Feiern. Erkennen Sie Ihre Errungenschaften an, und lassen Sie sie als Motivation für die nächsten Schritte dienen.

Heute den ersten Schritt zu machen, bedeutet, eine Brücke zu bauen zwischen dem, wo wir jetzt sind, und dem Ort, an dem wir sein möchten. Es ist eine Handlung des Glaubens an uns selbst und an unsere Fähigkeit, positive Veränderungen in unserem Leben zu bewirken. Dieser erste Schritt ist der Beginn einer Reise, die uns zu tieferem Wohlbefinden, zu mehr Vitalität und zu einem erfüllteren Leben führen kann.

Die Entscheidung für eine basische Ernährung und einen ausgewogenen Lebensstil ist letztlich eine Entscheidung für ein reicheres, gesünderes und harmonischeres Dasein. Machen Sie heute den ersten Schritt auf dieser wundervollen Reise. Ihr Körper, Ihr Geist und Ihre Seele werden Ihnen danken.

Am Ende unserer Entdeckungsreise steht die Erkenntnis, dass die Umstellung auf eine basische Ernährung weit mehr ist als eine diätetische Anpassung; es ist ein Akt der Selbstfürsorge, ein Engagement für ein gesünderes und erfüllteres Leben. Diese Schlussfolgerung lädt uns ein, die gesammelten Weisheiten und Erkenntnisse in praktische Schritte umzusetzen, die uns auf dem Weg zu unserem idealen Selbst leiten. Sie ruft uns dazu auf, heute den ersten Schritt zu machen, mit der Gewissheit, dass jede kleine Veränderung einen großen Unterschied bewirken kann. Es ist ein Aufruf zum Handeln, getragen von der Hoffnung und dem Glauben, dass ein ausgewogenes, vitales Leben für uns alle erreichbar ist, wenn wir bereit sind, uns für unsere Gesundheit und unser Wohlbefinden einzusetzen.

https://qr-codes.io/FTvJUY

www.ingramcontent.com/pod-product-compliance
Lightning Source LLC
Chambersburg PA
CBHW082340220526
45470CB00008B/2582